web 動画の視聴方法

step **1**

三輪書店ホームページ内の
動画配信ページにアクセスしてください.

▶▶ **https://www.miwapubl.com/movie/**

QR コード

step **2**

動画配信タイトル一覧から本書をお選びいただき,
「動画配信ページ」をクリックしてください.

step **3**

下の銀色スクラッチシールを削っていただき,
記載されたパスワードをログイン画面のパスワード入力欄に
半角英数字で入力してください（大文字・小文字の区別あり）.

step **4**

ログインページの利用規約をご確認いただき,
利用規約に同意される場合は「利用規約に同意する」にチェックを入れて
「ログイン」をクリックしてください. 動画視聴が可能になります.

注意事項　本動画配信サービスは, あらゆる環境での動作を保証するものではありません. 推奨環境以外でのご利用や, 推奨環境下でもブラウザの設定によってはご利用できない, もしくは正しく表示されない場合があります.
お使いの PC 端末, スマートフォン・タブレット端末での動画再生は, 株式会社 J ストリームのチェックツール http://www.stream.co.jp/check/office/（URL は変更される場合があります）でご確認いただけます.

動画視聴推奨環境　※推奨環境は本書発行当時のものです.

OS	Windows	10/8.1/※同 7 も可
	Mac OS	10.13/10.12/※同 10.11 も可
ブラウザ	Windows	Microsoft Edge/Internet Explorer 11/Chrome/Firefox
	Mac	Safari/Chrome/Firefox

- 動画配信サービスの利用はご購入者 1 ユーザーのみです.
- 利用規約に同意されない場合は本サービスの利用をお控えください.
- 本サービスは, 予告なく内容を変更もしくは提供を中止する場合があります.

[redacted]

DVD Series 6

PT・OTのための測定評価

35 Minutes

整形外科的検査

監修 伊藤俊一
北海道千歳リハビリテーション大学

編集 隈元庸夫
北海道千歳リハビリテーション大学
久保田健太
北海道千歳リハビリテーション大学

三輪書店

監　修　**伊藤俊一**
（北海道千歳リハビリテーション大学）

編　集　**隈元庸夫**
（北海道千歳リハビリテーション大学）
久保田健太
（北海道千歳リハビリテーション大学）

執筆者　**隈元庸夫**
（北海道千歳リハビリテーション大学）
久保田健太
（北海道千歳リハビリテーション大学）
信太雅洋
（北海道千歳リハビリテーション大学）
田中昌史
（日本理学療法士協会）

【ブックデザイン】大友　洋
【撮　影】酒井和彦
【撮影協力】北海道千歳リハビリテーション学院

監修のことば

理学療法および作業療法評価は，観察・問診にはじまり，検査・測定，統合・解釈，そして問題点の抽出，治療プログラムの立案，介入，介入効果の判定へと続くための一連の思考過程の第一歩とされています．したがって，理学療法および作業療法評価は治療介入と表裏一体の関係にあり，臨床での対象の現象把握のために理論的な分析・判断・解釈に不可欠な根拠や判断基準となります．このため，評価に求められる条件として，評価自体が標準化されていること，評価法や評価値に信頼性・妥当性があること，臨床でできる限り簡便に実施でき実用性があること，などが不可欠となります．しかし，理学療法および作業療法評価では客観的評価ばかりでなく主観的評価も混在すること，評価結果の統合・解釈に療法士間で必ずしも一致しない場合があることなど，評価の重要性が示される中で，その標準化や定型化がきわめて難しいとされるゆえんともされています．

PT・OT のための測定評価 Series では，2006 年より理学療法および作業療法評価法の中でも臨床上で特に重要視されている「ROM（関節可動域）」「形態測定・感覚検査・反射検査」「MMT（徒手筋力テスト）」「バランス検査」などの一般に標準とされる評価法に対して測定値や解釈に対する信頼性・妥当性を可能な限り向上させることを目的として制作してきました．そのため臨床でより精度の高い評価が実施できるように DVD を付属させ，経験豊富な有資格者による実際の評価場面を示しました．同時に，評価の解釈に療法士間の違いが生じやすい代償運動や諸注意を評価のポイントとして可能な限り明示して，評価技術の担保はもちろん評価結果の捉え方や解釈が一定のレベルとなるように執筆し，これまでに多くの読者に支持していただいております．

あらためて読者の皆様にお礼申し上げるとともに，今後も本シリーズが理学療法および作業療法評価の標準化や定型化を図るための一助として，理学療法士および作業療法士を目指す学生の実践的学習ツールとして，測定技術の向上のために活用されることをおおいに期待します．

最後になりますが，本シリーズ制作に多大なご理解とご協力をいただいた三輪書店の青山智氏ならびに濱田亮宏氏に感謝申し上げます．

2014 年 9 月

北海道千歳リハビリテーション学院　伊藤俊一

序　文

本来，整形外科的検査とは骨・関節・筋・神経をはじめとする運動器疾患における症状やその部位を特定し，医学的診断の補助を目的に行われる検査です．その多くは，最初に発表した医師をはじめとした医療者の名前や運動の名称がテスト名となっており，同じテストでも別名が用いられることもあります．そのため，本書では英語と日本語の同時表記に努めましたが，他の名称が用いられることもある点に留意ください．

セラピストにとっての整形外科的検査は，対象者の問題点における機能障害やその程度の判断，つまり治療につなげるための評価として用いられたり，また症状変化や効果判定，つまり治療後の再評価としても用いられます．そのため，検査陽性や異常といった判定や診断を検査の目的とするならば極端な話，すでにカルテに検査結果が記載されている整形外科的検査を再度対象者にわざわざ痛い思いをさせてまでセラピストが検査する必要はないということになります．診断を目的とするのではなく，治療につなげる評価として検査を行うのであれば，検査中にどの程度の関節の動きで症状が出現するか，また日常生活で検査と類似する動きを推察し，その能力レベルを確認する必要があります．よって，検査中は対象者の動きや反応を注意深く観察することが重要です．また，機器や器具を用いずに徒手と口頭指示にて検査は行われるため，再評価として用いるならば検査手法の再現性にも配慮すべきです．そして，なによりも検査中の動きが骨・関節・筋・神経にどのような影響を及ぼしているのか，本書に示した検査の意義などをおおいに活用してこれらを理解し，セラピストにとっての整形外科的検査を実践していただければ幸いです．

2014 年 9 月

埼玉県立大学保健医療福祉学部　隈元庸夫

Contents

第1章　総　論

総　論

1 整形外科的検査とは

セラピストの行う整形外科的検査は，医師が行う診断を確定するための目的とは異なる．そのため確定診断後やカルテ情報として，すでにテストが実施済みであれば，改めて検査を実施する必要はないことが多い．しかし，各整形外科的検査の意義や解剖生理学的背景を理解しておくことで，骨・関節や筋・靱帯，そして神経などへのストレスを対象者との医療面接などから考察し，疼痛や諸動作との関連性などを評価して機能障害レベルの原因追究に役立てることが多い．以下に，整形外科的検査を実施する過程を説明する．

2 医療面接

1） 対象者の主訴，demands，needs の確認

・疼痛，関節可動域制限，筋力低下といった機能障害レベル．
・座位や立位バランス低下などの機能的制限レベル．
・歩行困難など日常生活活動の活動制限レベル．
・活動範囲の狭小化などの参加制約レベル．

これらの関係性を解釈していくように実施する．

2） 疼痛の確認

整形外科的検査を必要とする対象者は，疼痛を有していることが多いため，その評価は重要となる．疼痛の部位と程度は整形外科的検査中に確認することも多い．

a. 疼痛の定義と分類

①定義

不快な感覚性・情動性の体験であり，それは組織損傷を伴うものと，そのように表現されるものがある．

②疼痛の分類

【疼痛が発生した時期による分類】

・急性痛：組織損傷に伴う炎症が原因となって起こる．一般に激痛で急激に発生するが，炎症過程の終了とともに消失する．なお，整形外科領域では 2 週間以内の疼痛を指していることが多い．
・慢性痛：神経系の障害や心因性の問題で出現する．一般に持続的な疼痛で，原因の除去が困難なため慢性化した疼痛となる．なお，整形外科領域では 3 カ月以上持続する疼痛を慢性痛としている．

【疼痛の性質による分類】

・一次痛（急性痛）：一次痛の神経伝達経路は，自由神経終末→Aδ 線維→外側脊髄視床路→大脳である．疼痛の原因となる刺激により急激に起こり，刺すような局在明瞭な疼痛

（鋭痛）を呼ぶ.

・二次痛（慢性痛）：二次痛の神経伝達経路は，自由神経終末・ポリモーダル受容器→C線維→内側脊髄視床路→大脳である．鈍い疼痛（鈍痛）で局在不明瞭な疼痛を呼ぶ．なお，心的要因に左右されやすい．

【疼痛の起因による分類】

・安静時痛：安静時に起こる疼痛（自発痛）.
・運動時痛：自動あるいは他動運動時に起こる疼痛.
・夜間痛：夜間に起こる安静時痛.
・圧痛：圧迫刺激による起こる疼痛（特に圧痛が強い部位を圧痛点という）.
・放散痛：疼痛の原発部位を始点として，その周囲に放散する疼痛.
・関連通：疼痛の原発部位から飛び越えた部位に起こる疼痛.

b. 疼痛の問診の手順

①発症の経過を聴取

・外傷の有無：外傷であれば，受傷時の状況（できれば受傷に至るまでの細かい動作を聴取）を確認する．外傷でなければ，痛みの変化（徐々に軽減，悪化）を確認する.
・痛みは徐々に出現してきたか，急激に出現したかを確認する.
・以前にも経験したか（最初の部位は，改善したか，どのぐらいで回復したか，治療を受けたか）を確認する.
・現在の痛みは，どれぐらいの期間，痛みに悩んでいるのかを確認する.

②安静時痛か運動時痛かを聴取

・痛みの発生する肢位や動作（運動時痛）ならびに軽減する肢位や動作を確認する.
・安静時痛であればその肢位を，運動時痛であれば実際の動作をできる限り忠実に行ってもらい，いかなる瞬間に，どこに，どのような痛みが，どの程度出現するのかを調べる.

③痛みの部位を聴取

・できるだけ正確に部位を聞きとる.
・痛みの部位は1カ所とは限らないので，痛みの程度に関係なくすべての部位を把握する．その際，pain drawing（**図1**）を使用する.

④痛みの質を聴取

・対象者の訴えをそのまま記録し，原因追究の一助とする．McGill pain questionnaire（MPQ）で痛みの性質に関する詳細な評価が可能だが，項目が多く臨床的には煩雑である.

⑤痛みの程度を聴取

・visual analogue scale（VAS；**図2**）は，現在，臨床的に最も使用されている痛みの評価法である．左端を「痛みなし」，右端を「耐えがたい痛み」とした100 mmの横線を用いて，対象者に現在の痛みの程度はどの辺りか縦線を引いてもらう．結果は左端からの距離で単位はmmで表す.
・フェイススケール（face scale）は，関節リウマチ（RA：rheumatoid arthritis）で開発され，慢性疼痛者や小児に有効である.

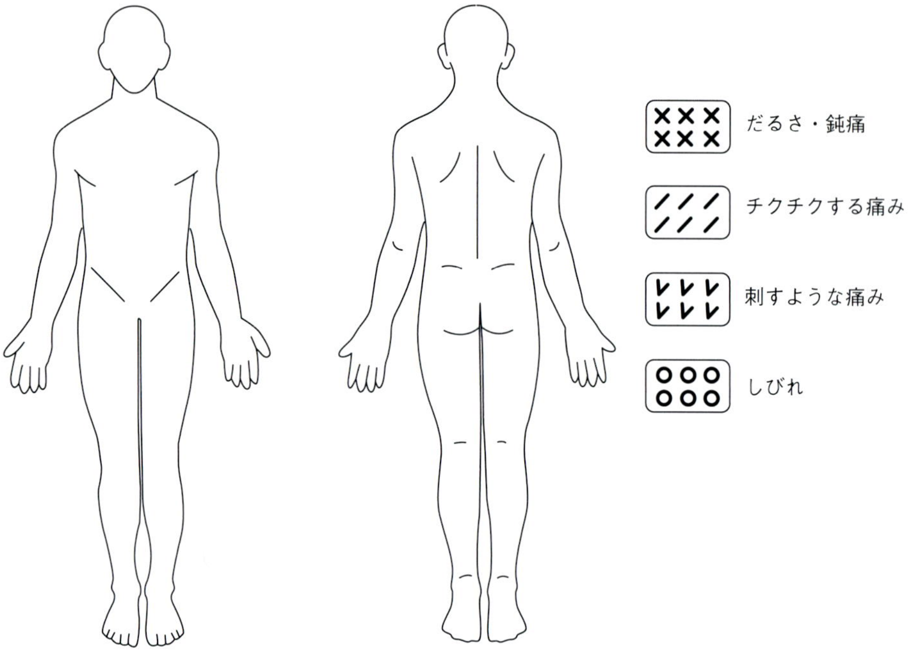
だるさ・鈍痛
チクチクする痛み
刺すような痛み
しびれ

図1　pain drawing（文献1）より改変引用）

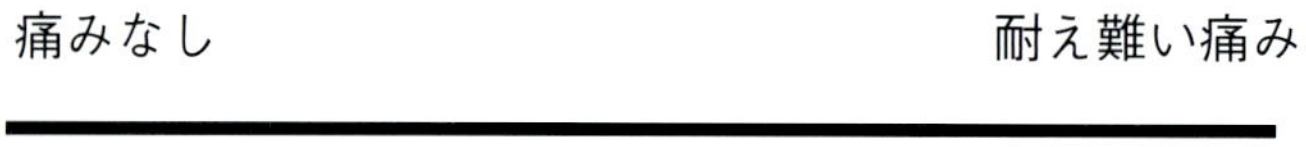
痛みなし
耐え難い痛み

図2　visual analogue scale（VAS）

⑥持続時間または発現時刻を聴取

・痛みの持続時間が持続的かまたは断続的かを確認する（例えば，拍動痛）.
・その発現時刻がある程度決まっているのかを確認する（例えば，夜間痛）.
・痛み日記を使用することもある.

3 視診と触診

1）視診

・変形（斜頸，骨折，側弯症，円背，内反膝，尖足など）を確認する.
・身体の対称性（四肢の長さ，太さ，形，色合いなど）を確認する.

①前額面

・頭頸部：頸部側屈の左右差（斜頸など）を確認する.
・肩甲帯，肩，鎖骨：肩甲帯（肩峰）の高さの左右差（肩甲帯挙上や下制など）を確認する．肩甲帯の位置の異常（翼状肩甲など）を確認する．ピアノキーサインの有無（肩鎖関節脱臼など）を確認する.

・体幹：側弯など脊椎変形の有無を確認する．
・骨盤帯：腸骨稜，上前腸骨棘，上後腸骨棘の左右差（骨盤回旋など）を確認する．
・股関節：大転子の左右差（変形性股関節症，屈曲拘縮など）を確認する．
・膝関節：膝蓋骨の向きの左右差（内側・外側偏位など）を確認する．内反膝，外反膝の有無（変形性膝関節症，O脚，X脚など）を確認する．
・足関節：踵部の回内・回外，内果と外果の高さの左右差を確認する（変形性足関節症，外反足など）．
・足趾部：足趾外反の左右差（外反母指など）を確認する．

②矢状面

・頭頸部：頸椎の前弯程度（過度な前弯など）を確認する．
・肩甲帯，肩，鎖骨：前方突出（大胸筋の短縮など）を確認する．肩甲上腕関節の裂隙の左右差（亜脱臼など）を確認する．
・体幹：胸椎と腰椎の前弯・後弯の増強や減少を確認する．
・骨盤帯：傾斜の程度（上前腸骨棘と上後腸骨棘の高さ）を確認する．
・膝関節：屈曲，伸展の程度（過伸展や屈曲拘縮など）を確認する．
・足関節：背屈の程度（尖足など）を確認する．

2）触診

皮膚温（熱感，冷感），手触り（湿気，乾燥），皮膚柔軟性（皮下組織の癒着），腫れ（腫脹，浮腫），圧痛点を確認する．

4 運動検査

・運動時痛がある場合，痛みの再現ができる動作を行ってもらい，どの部位が，どこの方向に，どのような質の痛みが，どの程度発生するのかを確認する．
・自動あるいは他動運動検査は，関節内または関節周辺の軟部組織（関節包，靱帯，筋，皮膚など）に力学的ゆがみを起こしたりして，運動時痛を誘発する検査である．
・自動あるいは他動運動検査は，原則的に左右の比較を行う．
・運動時痛は比較的筋に起因することが多く，**図3**のように分類される．

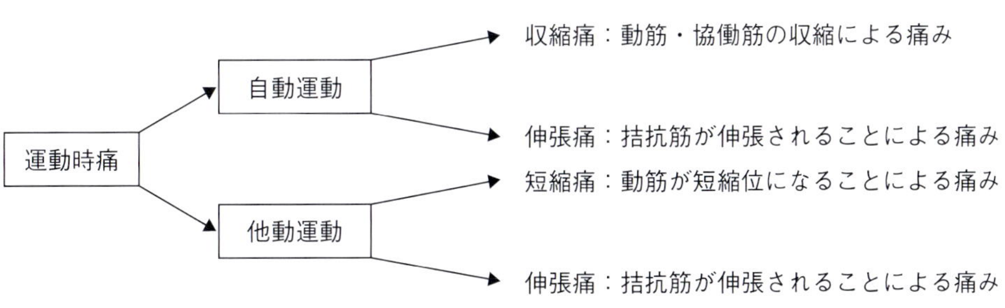

図3 運動時痛の分類

1) 自動運動検査の手順

①運動能力と意志の確認：要求された運動を行う能力と意志があるかを確認する．
②自動関節可動域の確認：正常か，制限されているか，過剰かを確認する．
③筋力を確認する．

2) 他動運動検査の手順

①他動関節可動域の確認：正常か，制限されているか，過剰かを確認する．
②抵抗感と痛みの関連：運動のどの時期に痛みが生じるかを確認する．
③最終域感（end feel）を確認する．
・正常：骨性，軟部組織性，組織伸張性．
・異常：筋スパズム（筋の硬さや疼痛），関節包性（通常制限されない角度で生じる），骨性（関節遊離体などにより，通常制限されない角度で生じる），虚性（まだ可動可能な角度で痛みが生じ，限界域までの空きを感じる），バネ様遮断（最終域で跳ねるような終止感）．

これら，関節可動域検査と筋力検査は成書（PT・OTのための測定評価 DVD Series 第1巻，第3巻，第4巻）を参照のこと．

5 整形外科的検査の留意点

ここまでの評価を踏まえて，整形外科的検査を実施することとなるが，セラピストが行う整形外科的検査は，関節可動域制限，筋力低下，疼痛，しびれ，異常感覚，循環不全など，機能障害のどの一面を原因追究として行うのか，また逆に治療の効果判定として用いるのか，検査実施の意義を念頭において実践する必要がある．

【文　献】

1）白土　修：腰痛症・腰椎椎間板ヘルニア・腰部脊柱管狭窄症．米本恭三，他（編）：臨床リハ別冊 リハビリテーションにおける評価．医歯薬出版，1996，pp305-315

第2章　頭部・頸部・体幹

Ⅰ．頭部・頸部

Ⅱ．体幹（腰部・骨盤帯）

ジャクソン圧迫テスト

I 意　義

ジャクソン圧迫テスト（Jackson head compression test）は，伸展させた頸部を頭部から圧迫することで椎間孔を狭めて神経根症状が誘発されるか，あるいは疼痛が増加するかを調べる検査である．

II 検査肢位

座位．

III 検査方法

1 被検者に頭部・頸部を側屈・軽度伸展してもらう．
2 検者は被検者の前額部を下方へ徐々に圧迫する．

IV 判定基準

側屈側の後頭部・頸部・上肢に痛みやしびれ，放散痛を認めれば陽性とする．

V 適　応

頸部疾患（頸椎症，頸肩腕症候群，頸椎椎間板ヘルニアなど）．なお，頸部側屈側の神経根症状，頸部に限局すれば頸椎の障害，上肢の放散痛では腕神経叢の圧迫（絞扼）を疑う．

VI 注意点

1 圧迫力に十分注意し，左右を比較する．
2 側屈側の椎間孔狭小化による神経根への圧迫，側屈側の椎間関節・椎間板への圧迫が生じる．
3 神経根への圧迫が疑われる時は，感覚・筋力・反射検査も行い，障害髄節レベルを考察する．

座　位

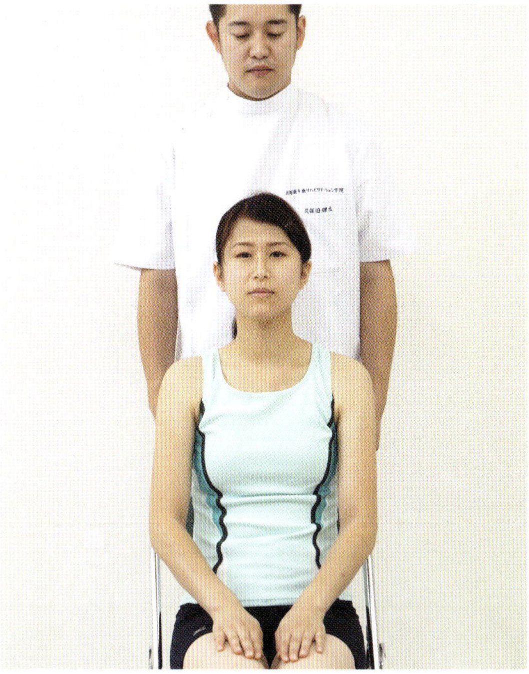

検査肢位

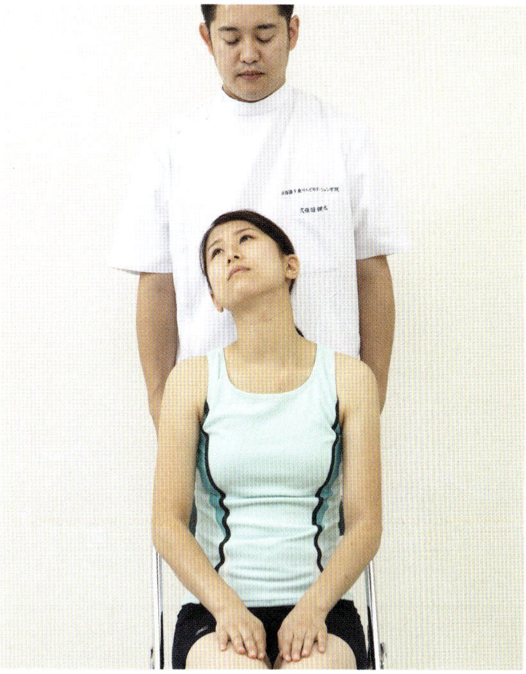

検査場面①

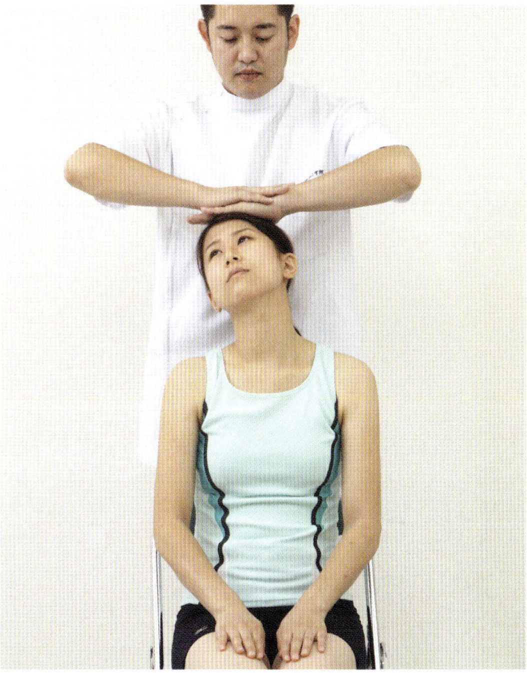

検査場面②

スパーリングテスト

I 意　義

スパーリングテスト（Spurling test）は，患側に側屈させた頸部を頭部から圧迫することで椎間孔を狭めて神経根症状が誘発されるか，あるいは疼痛が増加するかを調べる検査である．

II 検査肢位

座位．

III 検査方法

1 被検者に頸部を側屈してもらう．
2 検者は被検者の頭頂部を下方へ徐々に圧迫する．

IV 判定基準

側屈側の後頭部・頸部・上肢に痛みやしびれ，放散痛を認めれば陽性とする．

V 適　応

頸部疾患（頸椎症，頸肩腕症候群，頸椎椎間板ヘルニアなど）．なお，椎間関節の異常や椎間孔の狭小化を疑う．

VI 注意点

1 圧迫力に十分注意し，左右を比較する．
2 側屈側の椎間孔狭小化による神経根への圧迫，側屈側の椎間関節・椎間板への圧迫が生じる．
3 神経根への圧迫が疑われる時は，感覚・筋力・反射検査も行い，障害髄節レベルを考察する．
4 ジャクソンテストよりは検者間の信頼性が低い．

座　位

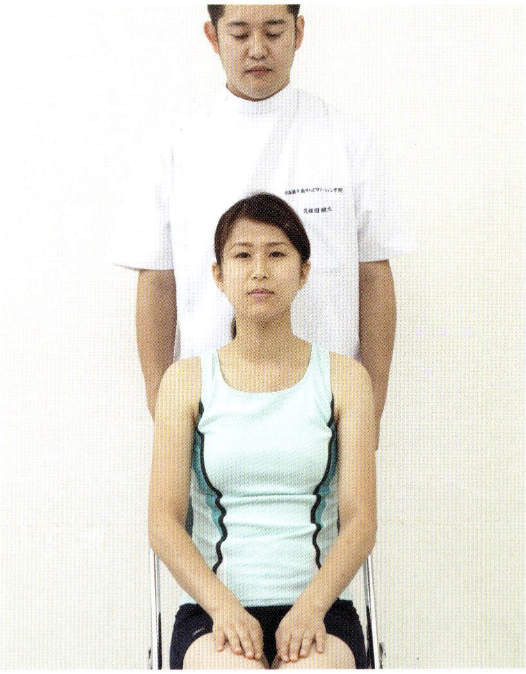

検査肢位

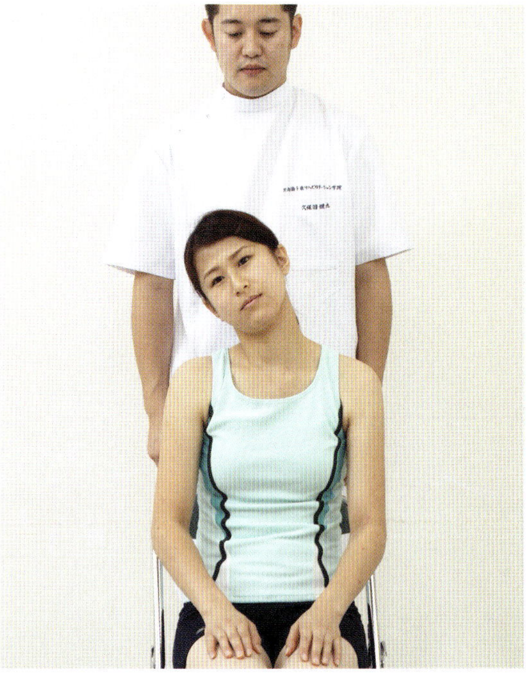

検査場面①

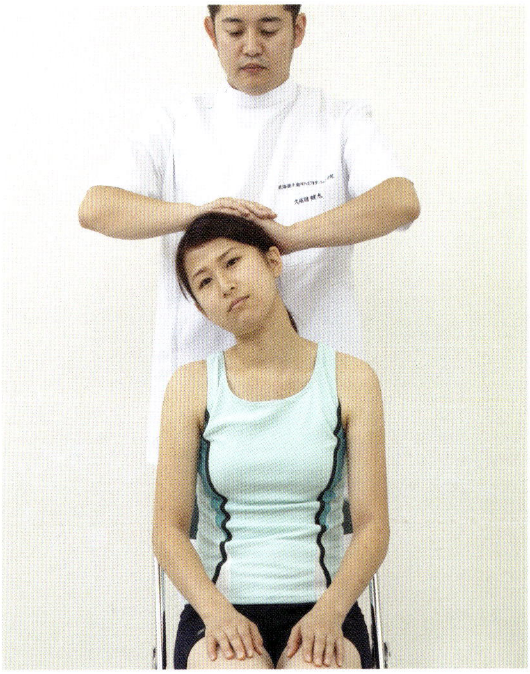

検査場面②

3 アドソンテスト

I 意　義

アドソンテスト（Adson test）は，頸椎伸展位から患側に頭部を回旋，深呼吸させることで鎖骨下動脈が前斜角筋によって圧迫され，橈骨動脈の脈拍が減弱するか，あるいは消失するかを調べる検査である．

II 検査肢位

座位．

III 検査方法

1 検者は被検者の橈骨動脈を触知しながら，被検者に頸部伸展位で頭部を検査側へ回旋してもらう．

2 検者は被検者に深呼吸を行わせた際の脈拍の変化を確認する．

IV 判定基準

最大吸気時に橈骨動脈の脈拍が減弱，もしくは消失を認めれば陽性とする．ただし，陽性率は20～30％程度との報告もある．

V 適　応

胸郭出口症候群（特に前斜角筋によって鎖骨下動脈が圧迫される斜角筋症候群）．

VI 注意点

1 健常者でも深呼吸にて脈拍の減弱を認めることがある．

2 橈骨動脈の脈拍を左右で比較する．

3 頸肋，パンコースト腫瘍のような腫瘤などによる神経血管束の血管部分の圧迫が疑われる場合もあり，その場合は上肢の異常感覚や神経根症状が生じる．

座　位

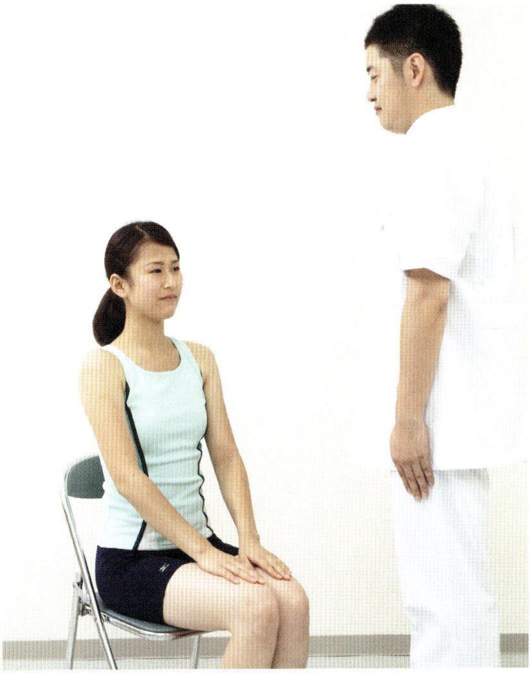

検査場面

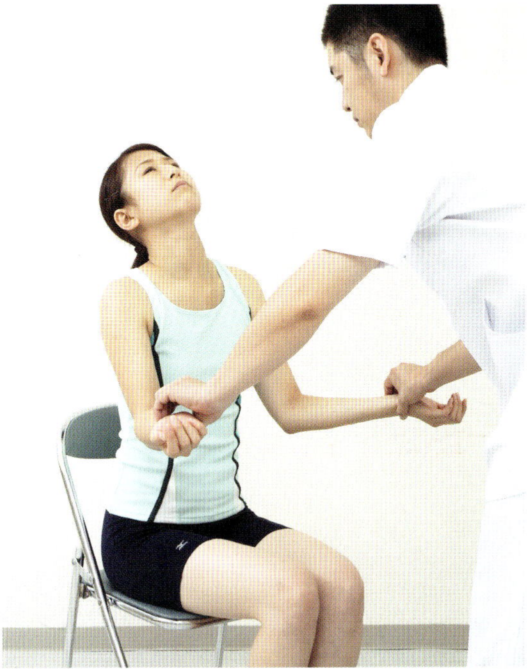

検査場面①

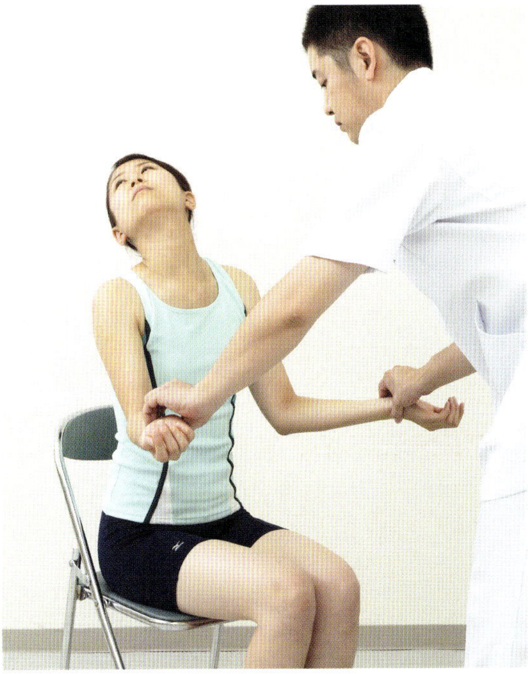

検査場面②

4 エデンテスト

I 意　義

エデンテスト（Eden test）は，胸を張らせ，両肩を後下方に引くことで鎖骨下動脈が肋鎖間隙で圧迫され，橈骨動脈の脈拍が減弱するか，あるいは消失するかを調べる検査である．

II 検査肢位

座位．

III 検査方法

1 検者は被検者の橈骨動脈を触知しながら，被検者に胸を張るように肩関節を他動的に伸展してもらう．
2 検者は，被検者の上肢を下方へ牽引した際の脈拍の変化を確認する．

IV 判定基準

橈骨動脈の脈拍が減弱，もしくは消失を認めれば陽性とする．なお，陽性率は40～50%とされる．

V 適　応

胸郭出口症候群（特に第1肋骨と鎖骨の間で鎖骨下動脈が圧迫される肋鎖症候群）．

VI 注意点

1 頸部伸展を伴わせる方法や肩関節を軽度外転させる方法もある．
2 橈骨動脈の脈拍を左右で比較する．
3 手指のしびれや冷感の増強を認めることがある．

座 位

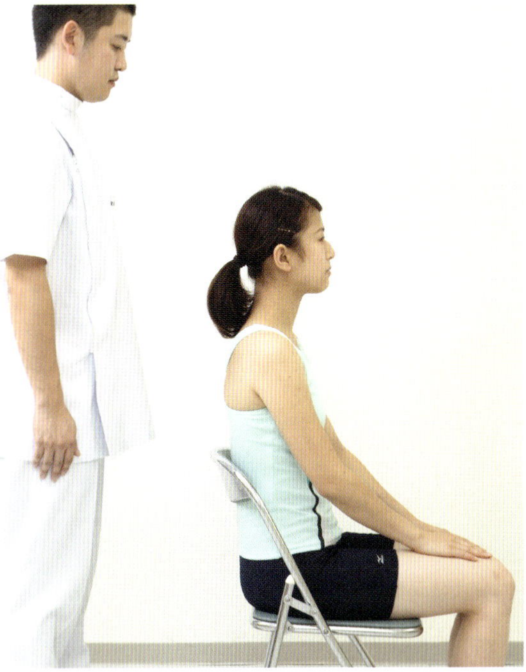

検査肢位

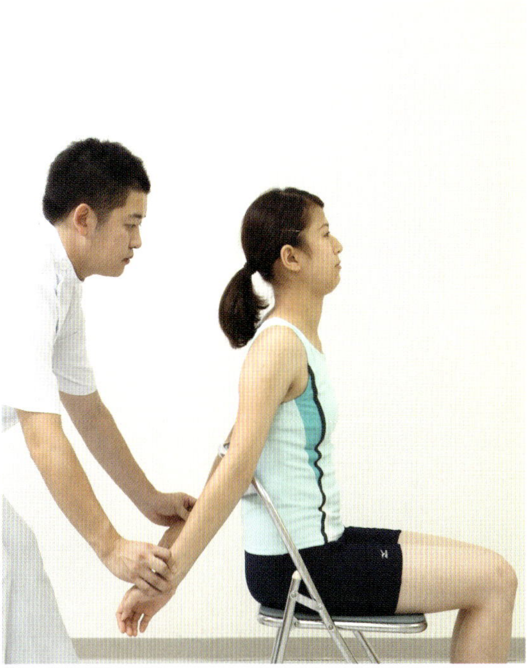

検査場面①

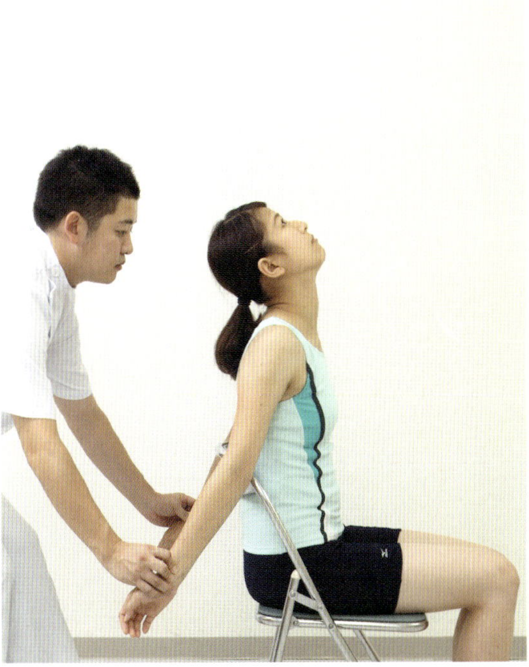

検査場面②

5 ライトテスト

I 意　義

ライトテスト（Wright test）は，過外転テストともいわれ，両肩関節90°外転・外旋位，肘関節90°屈曲位をとらせることで肋鎖間隙が圧迫され，橈骨動脈の脈拍が減弱するか，あるいは消失するかを調べる検査である．

II 検査肢位

座位．

III 検査方法

1 検者は被検者の橈骨動脈を触知しながら，被検者の両上肢を肩関節90°外転・外旋位，肘関節90°屈曲位にさせる．

2 検者は，その際の橈骨動脈の脈拍変化を確認する．

IV 判定基準

橈骨動脈の脈拍が減弱，もしくは消失を認めれば陽性とする．陽性率は80%と高い．

V 適　応

胸郭出口症候群（特に肋鎖間隙の圧迫による小胸筋症候群や過外転症候群）．

VI 注意点

1 肘関節を屈曲させず，肘関節伸展位で上肢を頭上まで位置させる肩関節最大外転位での方法もある．

2 橈骨動脈の脈拍を左右で比較する．

3 小胸筋腱と烏口突起間からなる肋鎖間隙の狭小化による鎖骨下動脈の圧迫が生じるので注意する．

VII Advance

モーレイテスト［Morley test］

斜角筋三角部を圧迫し，圧痛と前胸部や患側上肢に沿った放散痛を認めれば陽性とする胸郭出口症候群の検査がある．ただし，頸肩腕症候群や頸部脊椎症においても高率に陽性となる．なお，正常でも不快感程度を認める場合があるが，胸郭出口症候群では圧痛，放散痛を訴える．

ルーステスト［Roos test］

ライトテストの肢位で両手指の屈曲伸展をゆっくりと3分間行わせ，手指のしびれや前腕のだるさ，感覚鈍麻や虚血痛が生じ，その結果として途中で肢位保持ができなくなった場合を陽性とする胸郭出口症候群の検査がある．

座　位

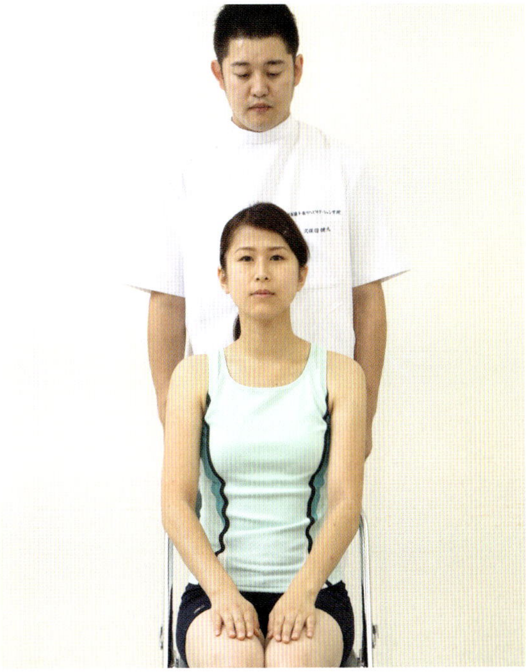

検査肢位

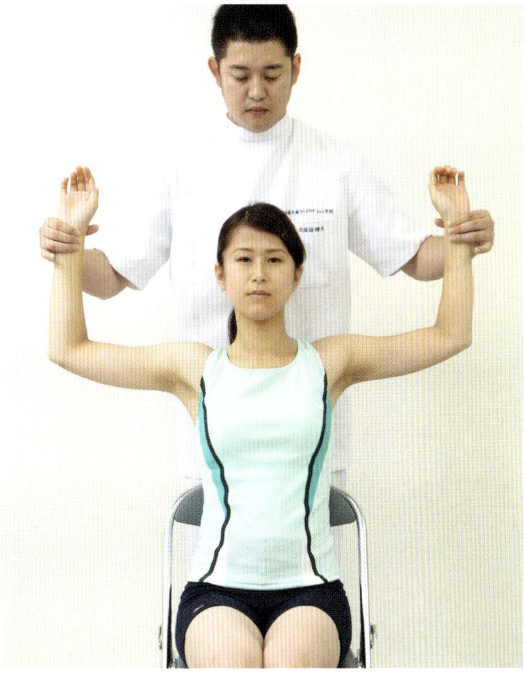

検査場面

6 腕神経叢伸展テスト

I 意　義

腕神経叢伸展テストは，頸部を患側反対側へ側屈させることで患側の腕神経叢が伸張され，痛みや異常感覚が生じるかを調べる検査である．

II 検査肢位

座位．

III 検査方法

1 被検者に頸部を検査側の反対側へ側屈してもらう．
2 検者は被検者の検査側の肩関節を過伸展する．

IV 判定基準

検査側の頸部・上肢に痛みや知覚異常の増加を認めれば陽性とする．

V 適　応

腕神経叢の神経根症状．

VI 注意点

1 側屈側の限局した頸部の痛みは，側屈側の椎間関節の問題による場合もある．
2 左右で比較する．
3 頸部を検査側の反対側へ側屈することで，検査側の腕神経叢が引き伸ばされ，腕神経叢の支配領域に沿った痛みや異常感覚が生じるとされる．

座　位

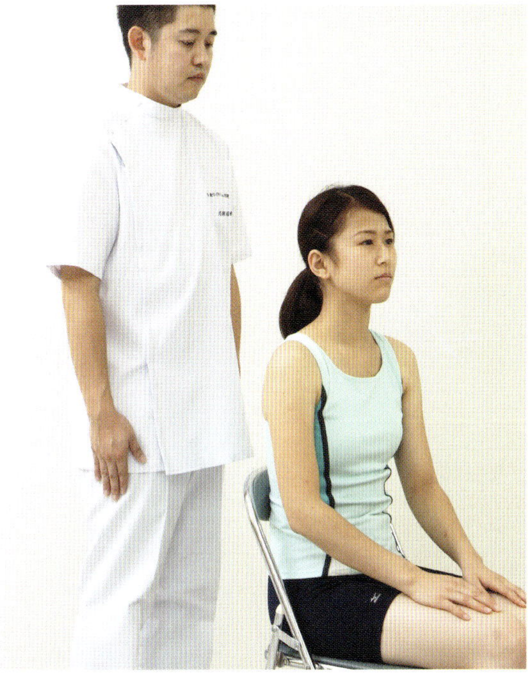

検査肢位

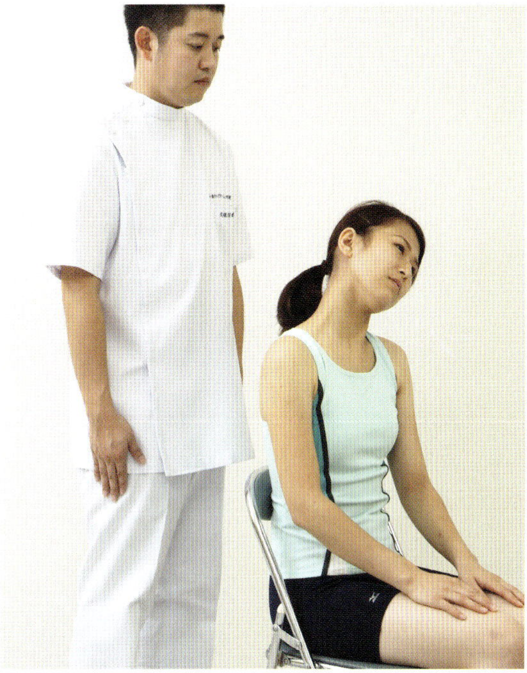

検査場面①

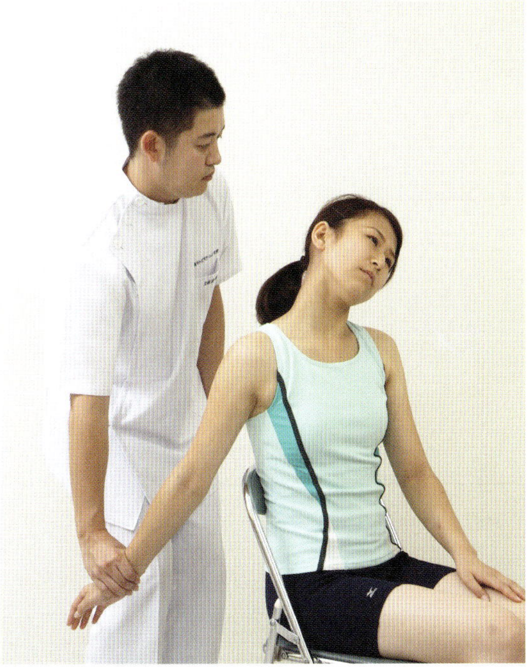

検査場面②

腕神経叢緊張テスト

I 意 義

腕神経叢緊張テストは，患側の肩関節を外転・外旋位させ，肘関節を屈曲させることで患側の腕神経叢と第 8 頸髄から第 1 胸髄の神経根が伸張され，痛みや異常感覚が生じるかを調べる検査である．

II 検査肢位

座位．

III 検査方法

1 検者は被検者の上肢を他動的に肘関節伸展位で肩関節を外転・外旋させる．
2 その後，肘関節を屈曲させ，被験者に手掌で後頭部を保持させる．

IV 判定基準

上肢に痛みやしびれ，知覚異常の増加を認めれば陽性とする．

V 適 応

腕神経叢の神経根症状．

VI 注意点

1 肩関節外転・外旋位で陽性となる場合は，後頭部は保持させない．
2 左右で比較する．
3 肩関節外転・外旋位で肘関節を屈曲させると，腕神経叢と第 8 頸髄から第 1 胸髄の神経根が最大に伸張されて，痛みや異常感覚が生じるとされる．

座　位

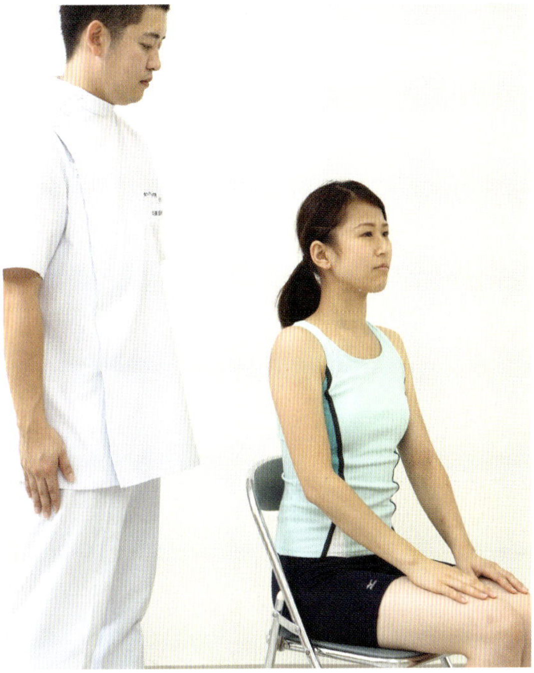

検査肢位

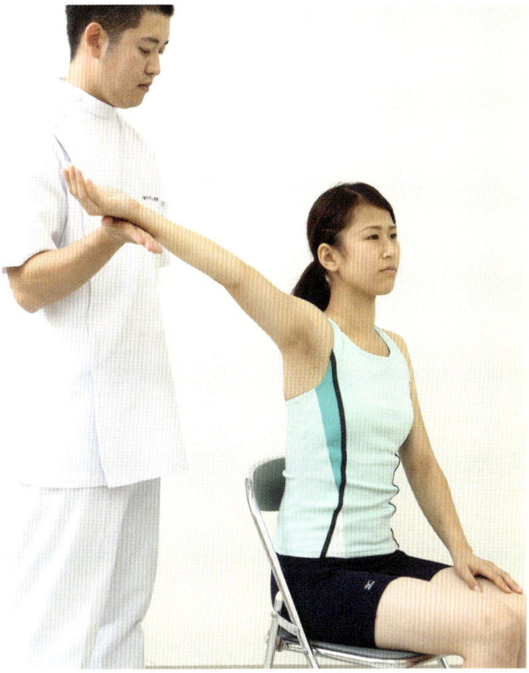

検査場面①

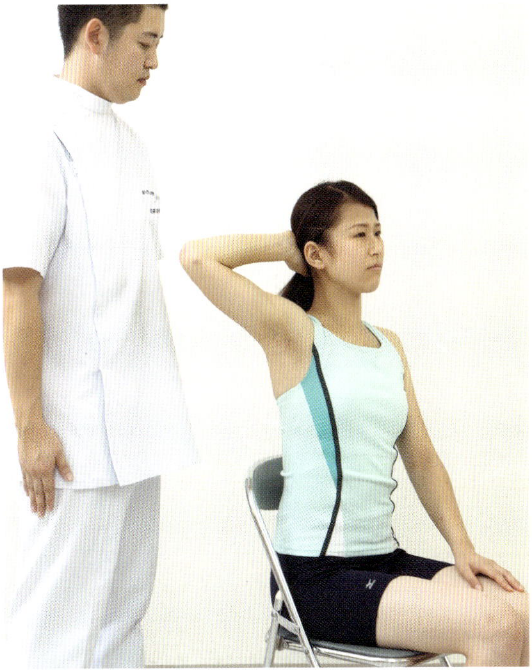

検査場面②

下肢伸展挙上テスト

I 意　義

下肢伸展挙上テスト（straight leg raising；SLR test）は，背臥位で膝関節伸展位から患側下肢全体を挙上させることで坐骨神経が伸張され，同神経に沿った痛みやしびれが生じるかを調べる検査である．

II 検査肢位

背臥位．

III 検査方法

1 検者は被検者の膝関節を伸展位のまま他動的に下肢を挙上させる．

IV 判定基準

股関節屈曲 70° 未満で，大腿後面から下腿後面にかけて痛みや放散痛，しびれの増強を認めれば陽性とする．

V 適　応

腰椎椎間板ヘルニア（下位：L4～S1），坐骨神経痛．

VI 注意点

1 下位腰椎椎間板ヘルニア（第 4・5 腰椎レベルまたは第 5 腰椎，第 1 仙椎レベル）に対する最も重要な疼痛誘発テストである．

2 腰部痛・殿部痛の増強，坐骨神経の伸張痛，ハムストリングスの伸張痛も判別する．そのため必要ならば，Advance として記載したブラガードテスト（Bragard test）ラセーグテスト（Lasegue test）も実施して判別する．

3 神経根への圧迫が疑われる時は，感覚・筋力・反射検査も行い，障害髄節レベルを考察する．

背臥位

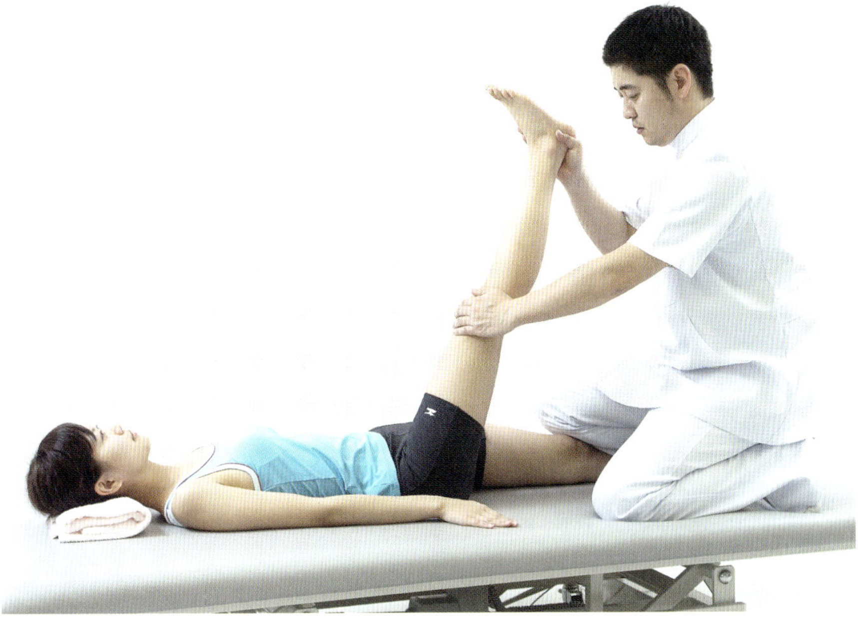

検査場面

【Advance】

ラセーグテスト［Lasegue test］

Ⅰ　検査肢位

背臥位.

Ⅱ　検査方法

1 検者は被検者の膝関節を屈曲位のまま他動的に股関節を屈曲させる.
2 検者はその位置から膝関節を他動的に伸展させる.

Ⅲ　判定基準

坐骨神経に沿った膝から末梢の痛みや放散痛，しびれの増強を認めれば陽性とする.

Ⅳ　適　応

腰椎椎間板ヘルニア（下位：L4〜S1），坐骨神経痛.

Ⅴ　注意点

1 腰部・殿部痛の増強，坐骨神経の伸張痛，ハムストリングスの伸張痛を判別する.
2 下肢伸展挙上テスト（SLR test）やブラガードテスト（Bragard test）は，下肢を床から軽度挙上させた時に症状が誘発される場合があるが，ラセーグテストは最初の操作で下肢痛が誘発されることは少ない.
3 神経根への圧迫が疑われる時は，感覚・筋力・反射検査も行い，障害髄節レベルを考察する.

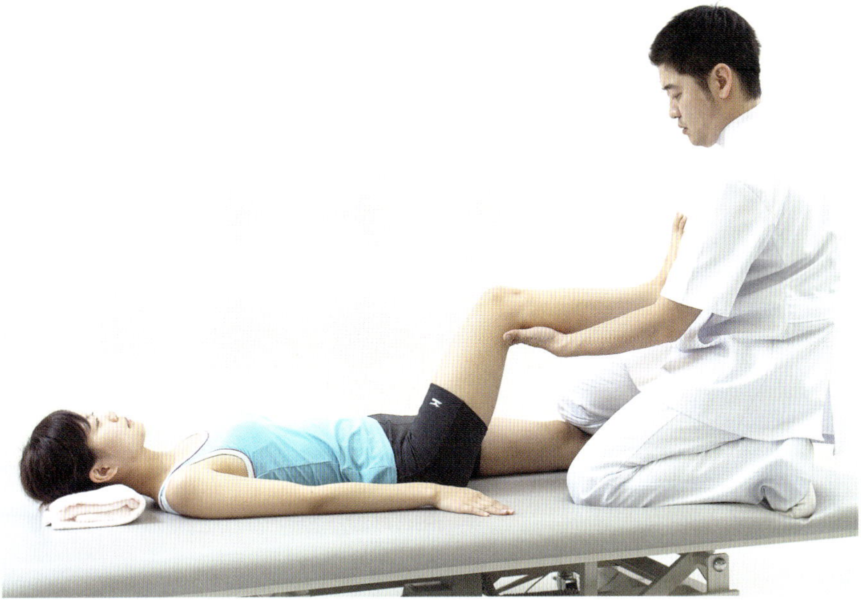

検査場面①（開始）

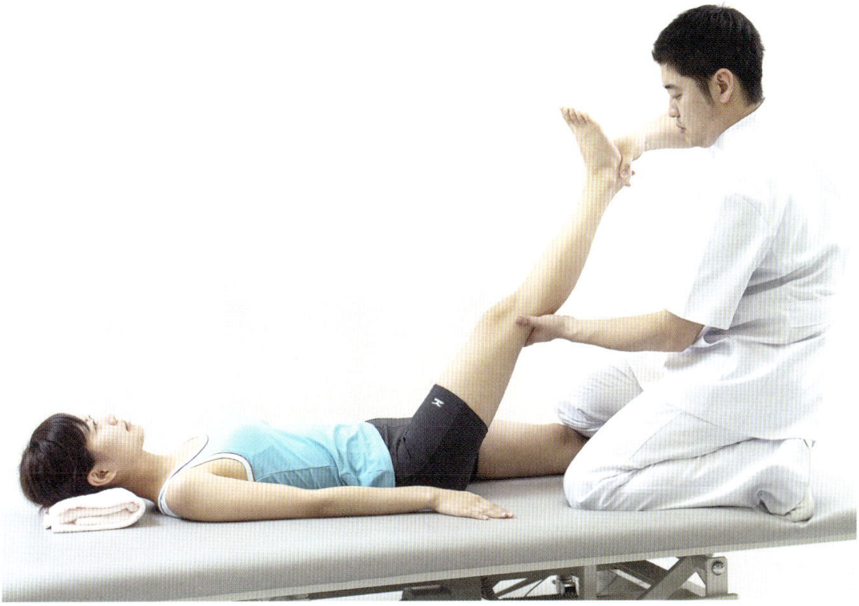

検査場面②（終了）

【Advance】

ブラガードテスト［Bragard test］

I 検査肢位

背臥位.

II 検査方法

1 検者は被検者の膝関節を伸展位のまま他動的に下肢を挙上させる.
2 痛みが出現した角度よりわずかに下肢を降下させて，疼痛が消失した状態で足関節を他動的に背屈させる.

III 判定基準

坐骨神経に沿った膝から末梢の痛みや放散痛，しびれの増強を認めれば陽性とする.

IV 適 応

腰椎椎間板ヘルニア（下位：L4～S1），坐骨神経痛.

V 注意点

1 腰部・殿部痛の増強，坐骨神経の伸張痛，ハムストリングスの伸張痛を判別する.
2 別法として座位で行う検査法がある．座位で行う場合は，他動的に膝関節を伸展させて疼痛の誘発が出現した肢位から膝関節をわずかに屈曲方向に戻し，足関節を他動的に背屈させるか，膝窩部に圧迫を加えて疼痛が認められれば陽性とする.

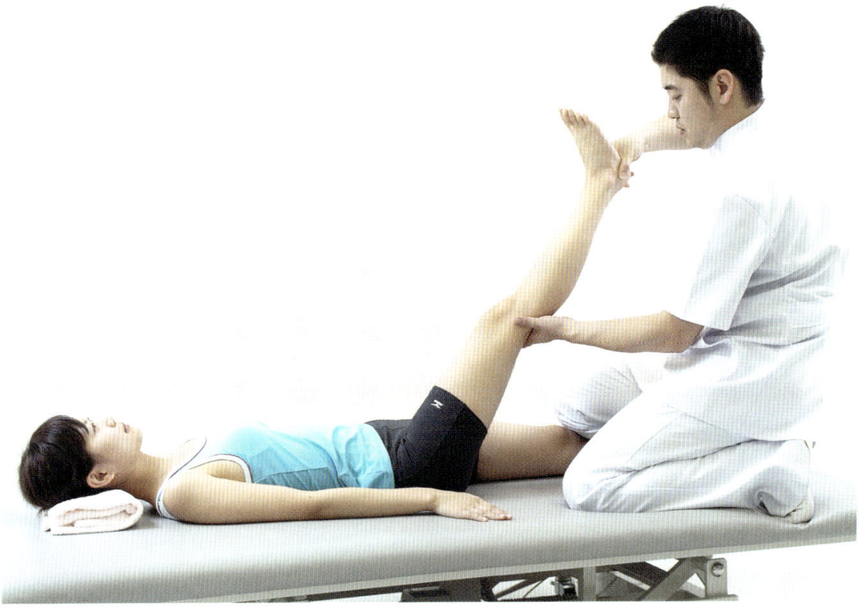

検査場面①（開始）

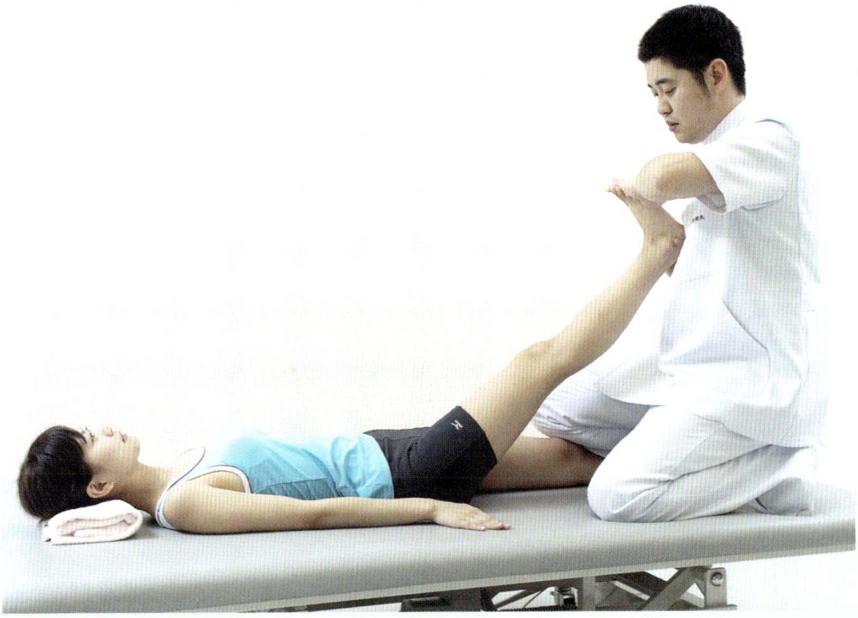

検査場面②（終了）

【Advance】

ボウストリング徴候［Bowstring sign］

Ⅰ 検査肢位

背臥位.

Ⅱ 検査方法

1 検者は下肢伸展挙上テスト（SLR test）を施行する.
2 疼痛が誘発された肢位から被検者の膝関節を他動的に20°程度屈曲方向に戻し，ハムストリングの遠位部と膝窩部を強く圧迫する.

Ⅲ 判定基準

圧迫によって坐骨神経に沿った膝から末梢の痛みや放散痛，しびれの増強を認めれば陽性とする.

Ⅳ 適 応

腰椎椎間板ヘルニア（下位：L4～S1），坐骨神経痛.

Ⅴ 注意点

1 腰部・殿部痛の増強，坐骨神経の伸張痛，ハムストリングスの伸張痛を判別する.
2 ハムストリングスの遠位部や膝窩部を圧迫することにより，坐骨神経に伸張ストレスが加わり痛みが生じる．しかし，本検査はSLR testやブラガードテスト（Bragard test），ラセーグテスト（Lasegue test）よりも陽性率が低いと報告されている.

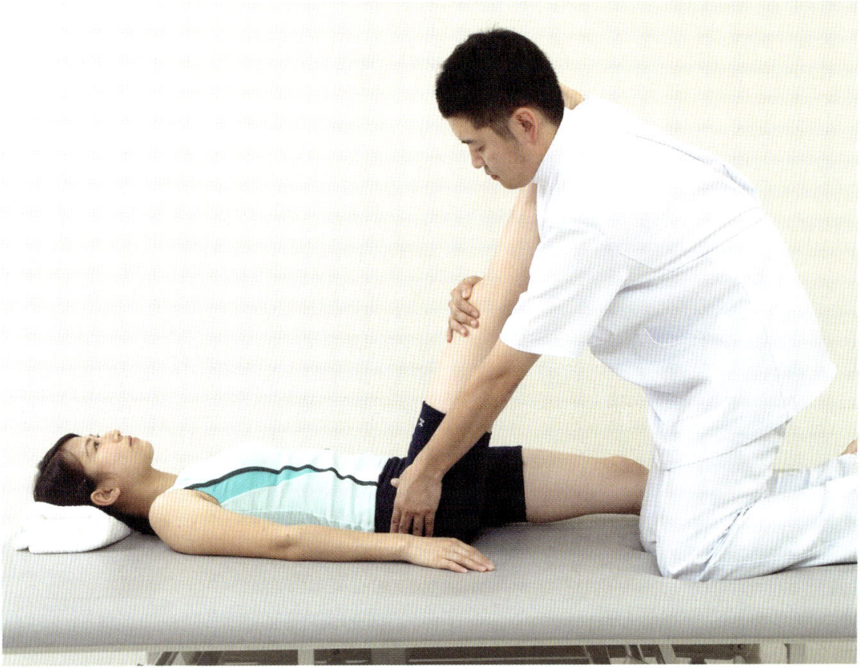

検査場面①（開始）

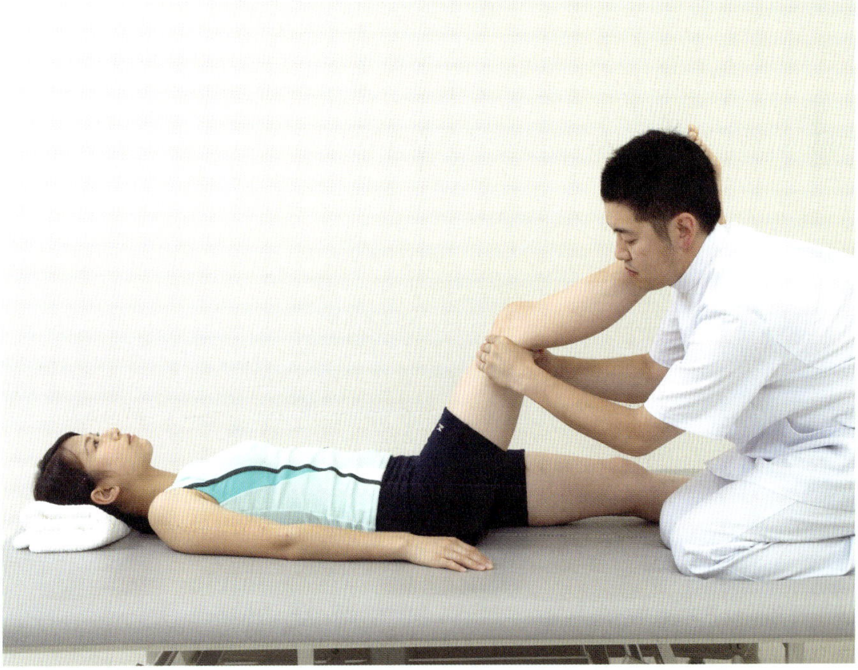

検査場面②（終了）

大腿神経伸展テスト

I 意義

大腿神経伸展テスト（femoral nerve stretch；FNS test）は，患側股関節を伸展方向へ強制させることで大腿神経が伸張され，同神経に沿った痛みが生じるかを調べる検査である．

II 検査肢位

腹臥位または側臥位．

III 検査方法

1 検者は被検者の骨盤を固定し，膝関節 90° 屈曲位のまま股関節を他動的に伸展させる．

IV 判定基準

大腿神経に沿った痛みを認めれば陽性とする．

V 適応

腰椎椎間板ヘルニア（上位：L2～L4）．

VI 注意点

1 腰椎前弯の増強や骨盤の前傾が出現しないように骨盤を固定して実施する．特に側臥位の検査では注意する．

2 膝関節屈曲位での股関節伸展によって，大腿神経や第 2～4 腰椎神経根に伸張ストレスが加わり，大腿前面の放散痛やしびれが生じる．なお，大腿内側の放散痛は第 3 腰椎神経根障害を，下腿中央までの放散痛は第 4 腰椎神経根障害を疑う．

3 神経根の圧迫が疑われる時は，感覚・筋力・反射検査を行い，障害髄節レベルを考察する．

4 下位の腰椎椎間板ヘルニアの誘発テストである下肢伸展挙上テスト（SLR test）に比べて，陽性率は低い．

腹臥位

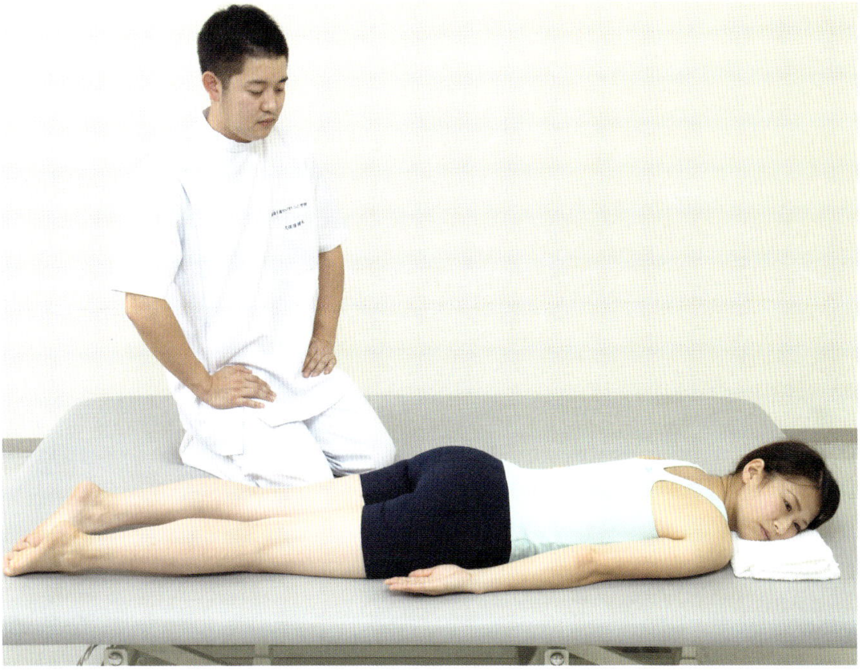

検査肢位

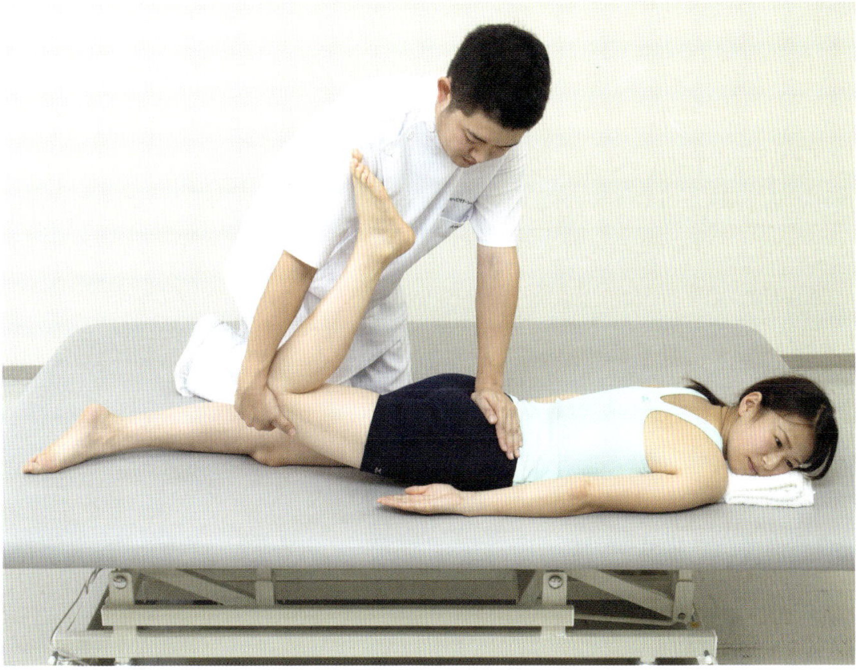

検査場面

側臥位

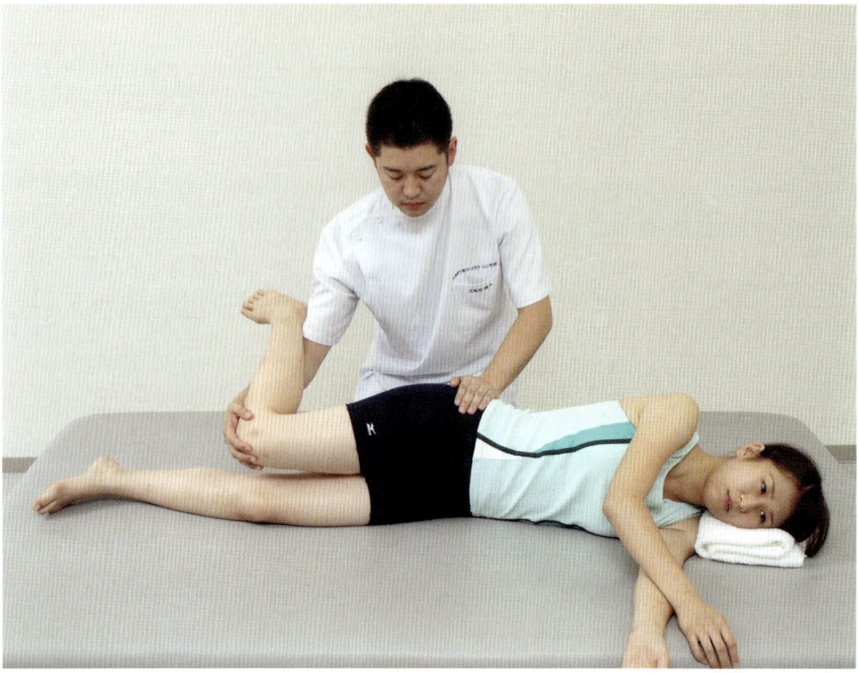

検査肢位

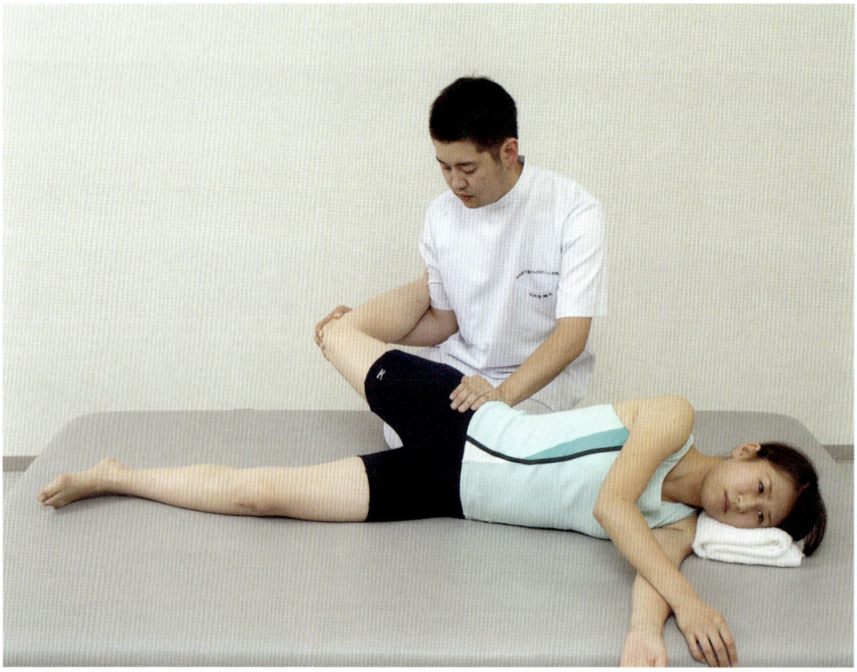

検査場面

ケンプテスト

Ⅰ 意　義

ケンプテスト（Kemp test）は，体幹を患側へ側屈・伸展・後方回旋方向へ強制させることで脊柱管が狭まり，下肢痛が生じるかを調べる検査である．

Ⅱ 検査肢位

立位．

Ⅲ 検査方法

1 被検者に体幹を側屈してもらう．
2 検者は，その肢位から体幹を伸展・後方回旋させる．

Ⅳ 判定基準

坐骨神経に沿った下肢への放散痛やしびれの増強を認めれば陽性とする．

Ⅴ 適　応

腰部脊柱管狭窄症．

Ⅵ 注意点

1 体幹側屈・伸展・回旋の順に症状の再現が得られやすくなるため，回旋までに至らなくとも症状が認められた場合，その肢位で検査を終了する．
2 腰部に限局した疼痛のみの場合は，筋やその他の軟部組織，椎間関節などの変性を疑う．
3 従来，腰椎椎間板ヘルニアの誘発テストであった．
4 通常，体幹の側屈側と同側の下肢に症状が認められるが，反対側に認められる場合もある（外側ヘルニアなど）．
5 神経根の圧迫が疑われる時は，感覚・筋力・反射検査を行い，障害髄節レベルを考察する．

立　位

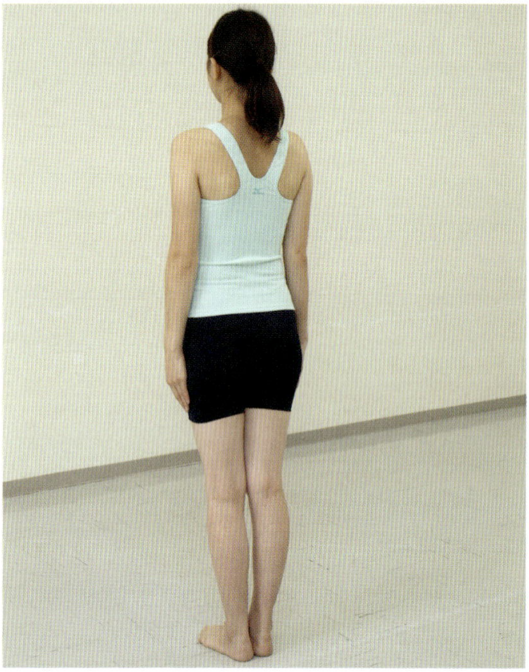

検査肢位

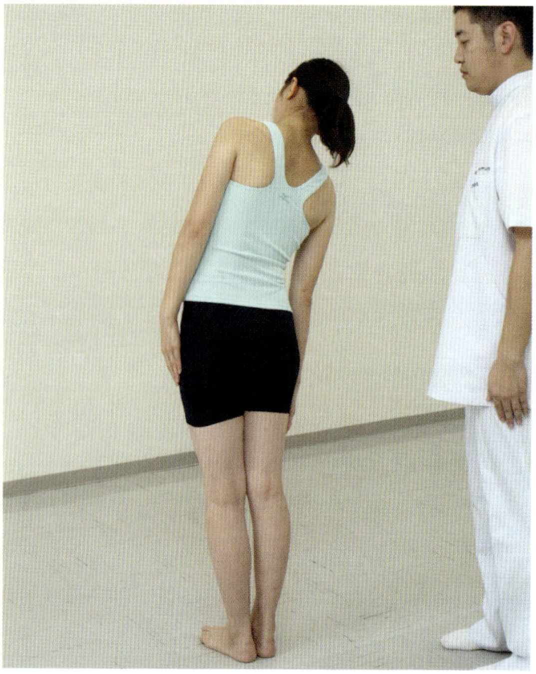

検査場面①（体幹側屈）

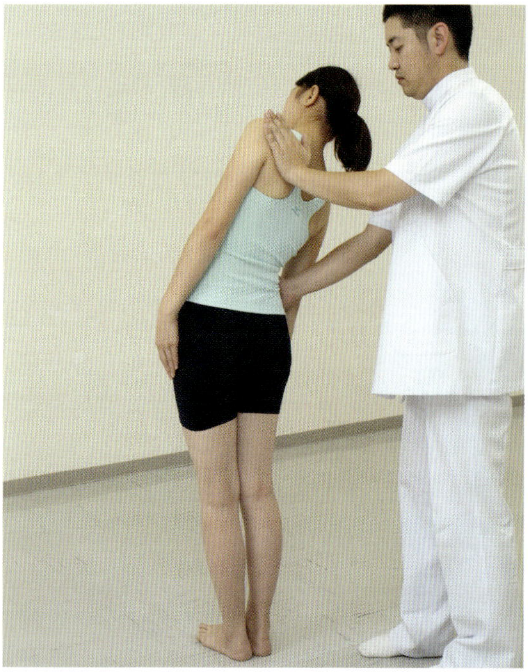

検査場面②（体幹側屈・伸展・回旋）

フェアテスト

Ⅰ 意 義

フェアテスト（hip flexion adduction internal rotation；FAIR test）は，患側の股関節を屈曲・内転・内旋させることで坐骨神経に沿って痛みやしびれが生じるかを調べる検査である．

Ⅱ 検査肢位

側臥位．

Ⅲ 検査方法

1 被検者に股関節を屈曲・内転・内旋してもらい，その位置を保持させる．
2 検者は被検者の大腿遠位部を下方向に圧迫し，痛みの増強を確認する．

Ⅳ 判定基準

坐骨神経痛に伴った放散痛や下肢のしびれの増強を認めれば陽性とする．

Ⅴ 適 応

梨状筋症候群，坐骨神経痛．

Ⅵ 注意点

1 股関節を屈曲・内転・内旋させることにより，股関節外旋筋群や梨状筋による坐骨神経の絞扼がある場合，大腿後面から下腿後面にかけて放散痛やしびれが生じる．

側臥位

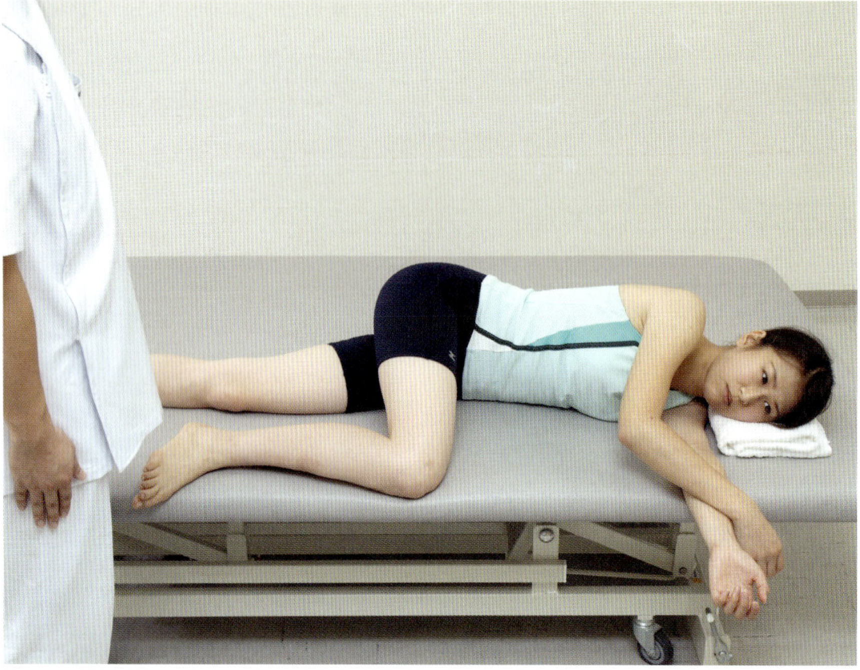

検査肢位

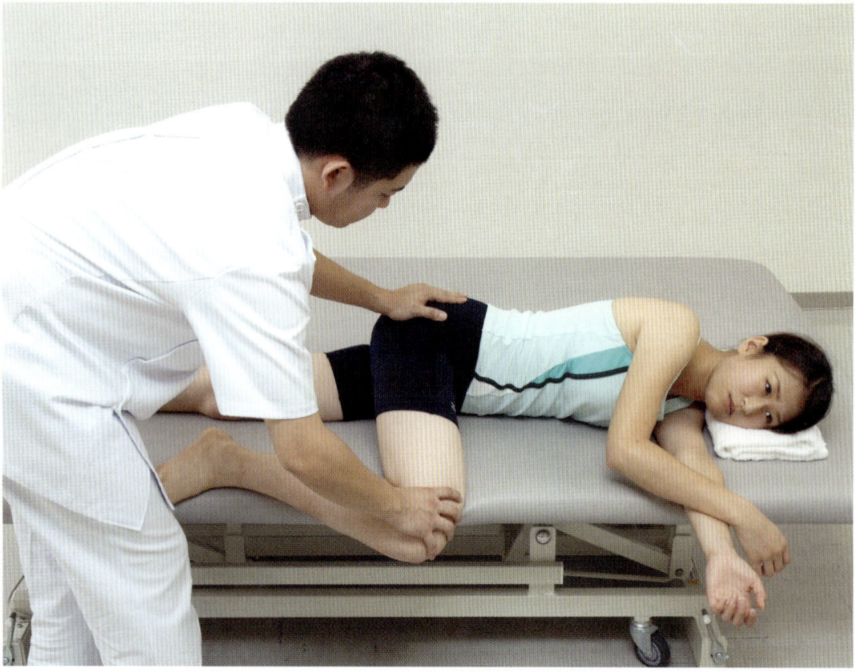

検査場面

ニュートンテスト第３法

I 意　義

ニュートンテスト第３法（Newton test the third method）は，仙腸関節に圧迫を加えることで痛みが生じるかを調べる検査である．

II 検査肢位

腹臥位．

III 検査方法

1 検者は被検者の仙腸関節に母指球をあて，外側下方へ圧迫を徐々に加える．

IV 判定基準

仙骨関節部の痛みの増強を認めれば陽性とする．

V 適　応

仙腸関節障害．

VI 注意点

1 痛みが仙腸関節の可動性低下によるものか，過可動性によるものか，その左右差を比較する．

2 実施頻度は少ないが，このほかに骨盤輪の不安定テストとして，検者が被検者の上前腸骨棘を両手でゆっくりと後方に圧迫する第１法，検者が被検者の上前腸骨棘を両手で挟み込むようにし，正中方向にゆっくりと圧迫を加える第２法がある．

腹臥位

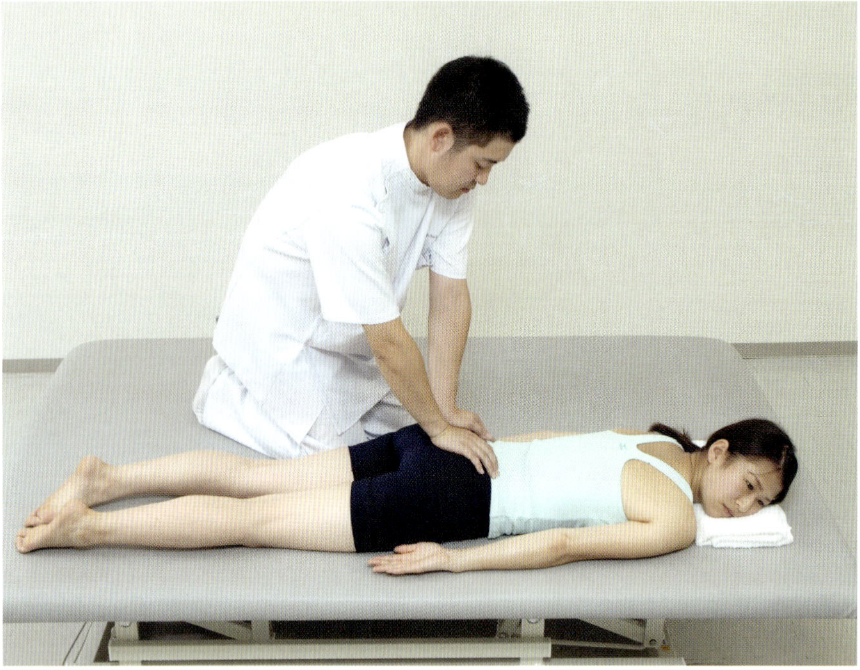

検査場面①

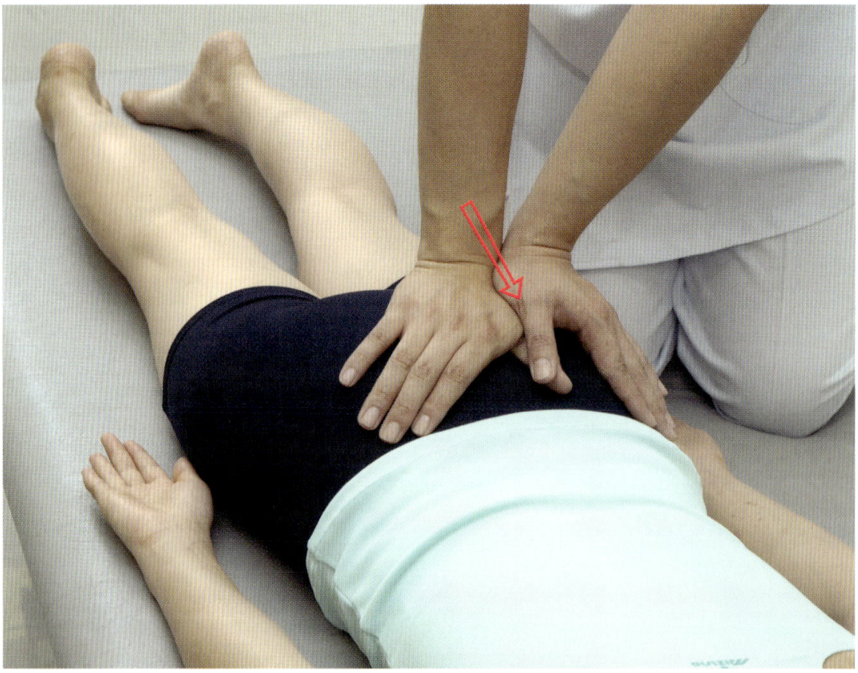

検査場面②（別角度から）

ゲンスレンテスト

I 意　義

ゲンスレンテスト（Gaenslen test）は，患側の股関節を伸展方向へ強制させることで仙腸関節にストレスが加わり，痛みが生じるかを調べる検査である．

II 検査肢位

背臥位．

III 検査方法

1 被検者に健側下肢を抱えながら健側股関節を屈曲してもらう．

2 検者はベッド端に位置した被検者の患側大腿部を下方へ圧迫する（必要ならベッド端から患側下肢を出して，患側股関節を過伸展させる）．

IV 判定基準

仙腸関節，その周囲の痛みの増強を認めれば陽性とする．

V 適　応

仙腸関節障害．

VI 注意点

1 健側の股関節・膝関節を屈曲位にした段階で，痛みが増強した場合は検査を終了とする（検査場面①）．

2 患側の股関節伸展によって，仙腸関節と前仙腸靱帯によりストレスが加わる（検査場面②）．

背臥位

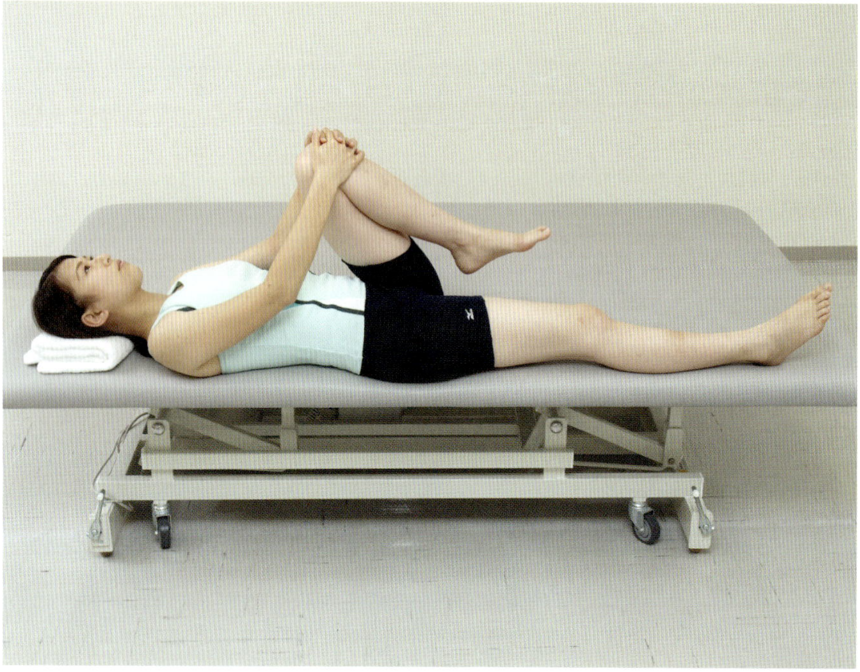

検査場面①

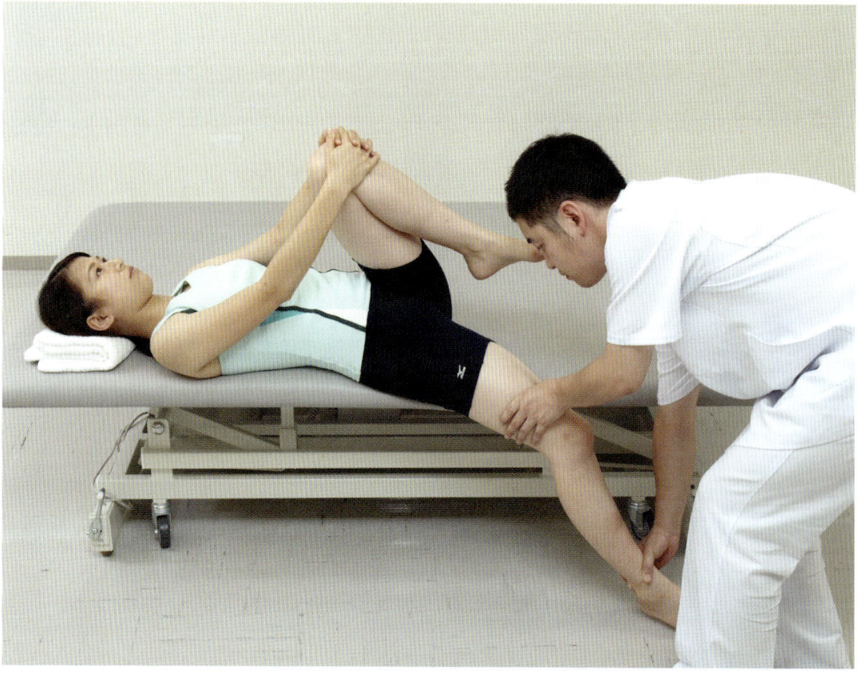

検査場面②

【Advance】

スランプテスト［slump test］

Ⅰ　検査肢位

座位.

Ⅱ　検査方法

1 被検者に（必要なら検者が頸部を支えて）頸椎が前屈しないよう体幹を前屈してもらう.
2 検者は被検者の頸椎を屈曲させる.
3 検者は被検者の一側下肢の膝関節を他動的に伸展させる.
4 検者は被検者の膝関節伸展側の足関節を他動的に背屈させる.
5 検者は被検者の頸部を伸展させる.
6 以上の検査を反対側の下肢でも実施する.

Ⅲ　判定基準

痛みやしびれの出現，および膝関節伸展または足関節背屈可動域制限を認めれば陽性とする.

Ⅳ　適　応

脊髄髄膜症状.

Ⅴ　注意点

1 検査の途中で痛みが増強した場合は検査を終了とし，以降の検査は行わない.

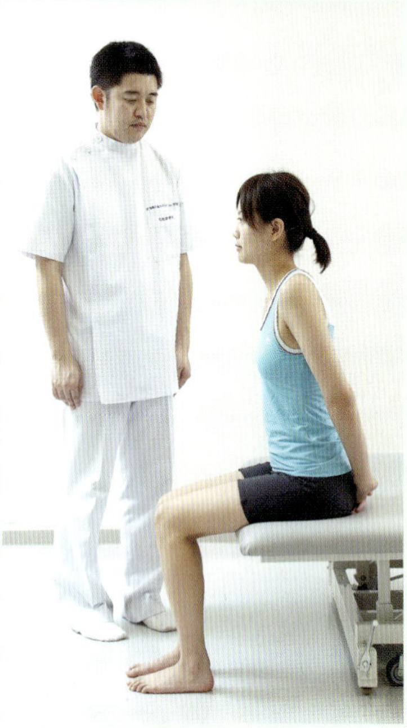

検査肢位

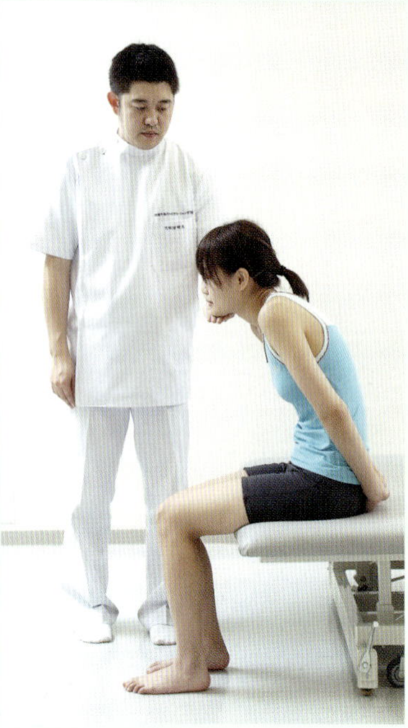

検査場面①

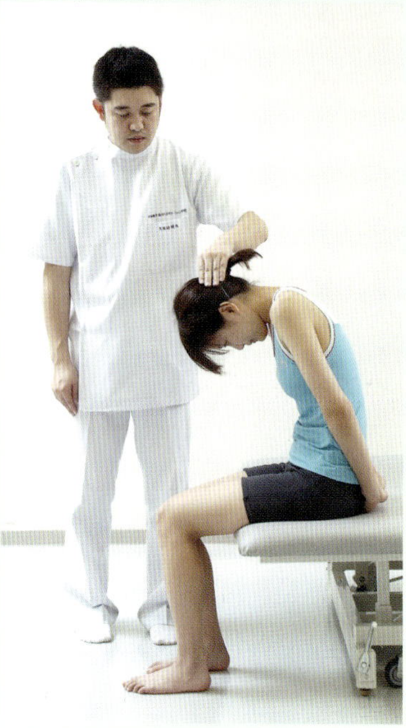

検査場面②

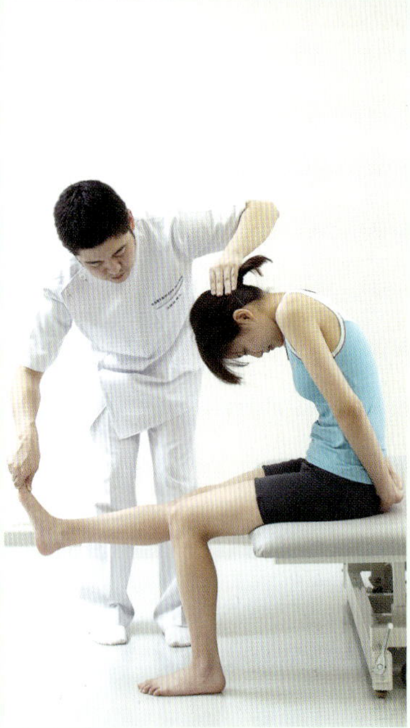

検査場面③

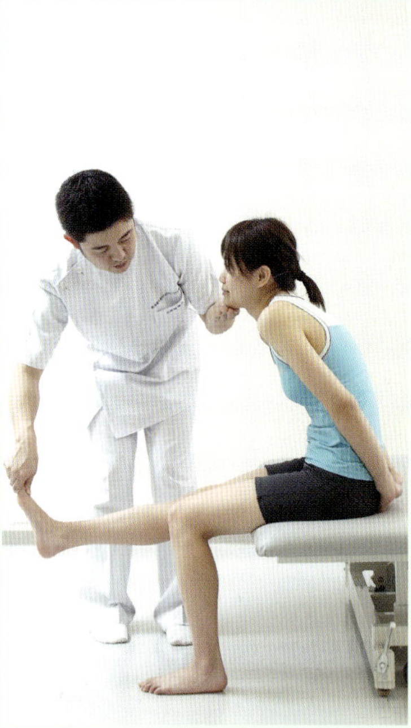

検査場面④

第3章　上　肢

Ⅰ．肩関節

Ⅱ．肘関節・手関節

1 スピードテスト

I 意 義

スピードテスト（speed test）は，患側の肘関節を伸展位，前腕を回外位で抵抗下に肩関節前方挙上させることで上腕二頭筋長頭腱にストレスが加わり，痛みが生じるかを調べる検査である．

II 検査肢位

座位．

III 検査方法

1 被検者に前腕回外位で肘関節伸展位のまま肩関節を前方挙上してもらう．
2 検者は被検者の前腕に抵抗を加えて結節間溝部を触知する．

IV 判定基準

結節間溝部に痛みの誘発を認めれば陽性とする．

V 適 応

上腕二頭筋長頭腱炎．

VI 注意点

1 結節間溝部を強く圧迫しすぎない．
2 結節間溝部を通過する上腕二頭筋長頭腱にストレスが加わり痛みが惹起されれば陽性とする．
3 陽性の場合，周囲の関節包の滑膜炎，癒着性関節包炎，結節間溝部の骨棘，回旋腱板断裂などの病変が伴うと報告されている．
4 上腕二頭筋長頭腱炎単独の場合は，他動関節可動域に制限がないとの報告がある．
5 別法として肩関節 90° 屈曲位で行う方法や，類似テストとして触知している手で上腕二頭筋長頭腱部を左右に動かすリップマンテスト（Lippman test）がある．

座位

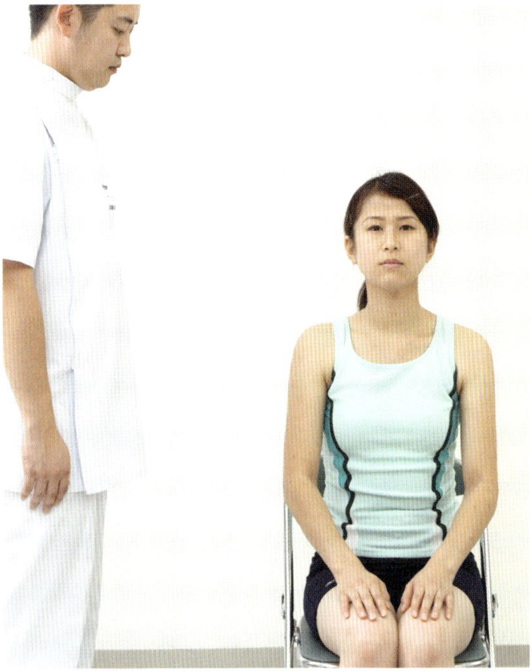

検査肢位

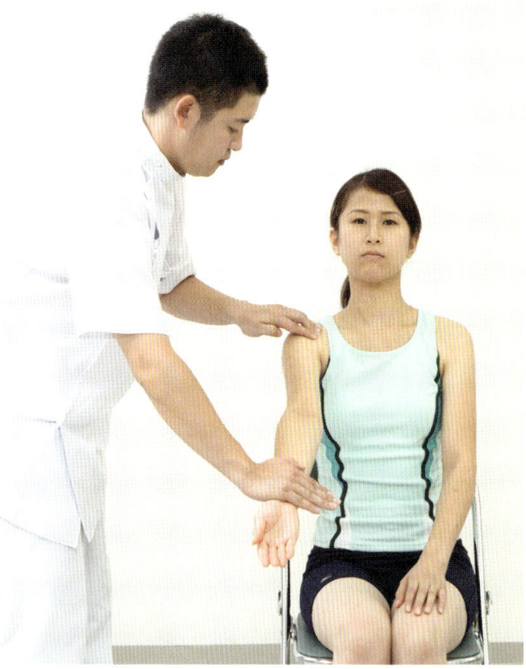

検査場面

2 ヤーガソンテスト

I 意　義

ヤーガソンテスト（Yergason test）は，患側の肘関節を屈曲位で前腕を抵抗下に回外させることで上腕二頭筋長頭腱にストレスが加わり，痛みや不安定感が生じるかを調べる検査である．

II 検査肢位

座位．

III 検査方法

1 検者は一方の手で被検者の肘関節を90°屈曲位で固定し，他方の手で被検者の前腕を固定する．

2 被検者に肩関節外旋，前腕回外を行わせる．

IV 判定基準

上腕二頭筋長頭腱部に痛みが惹起されれば陽性とする．

V 適　応

上腕二頭筋長頭腱炎．上腕二頭筋腱の不安定性．

VI 注意点

1 抵抗はゆっくり増加させる．

2 肩関節外旋と前腕回外運動への抵抗によって，上腕二頭筋長頭腱と上腕横靱帯にストレスが加わり，痛みや不安感が生じる．

座　位

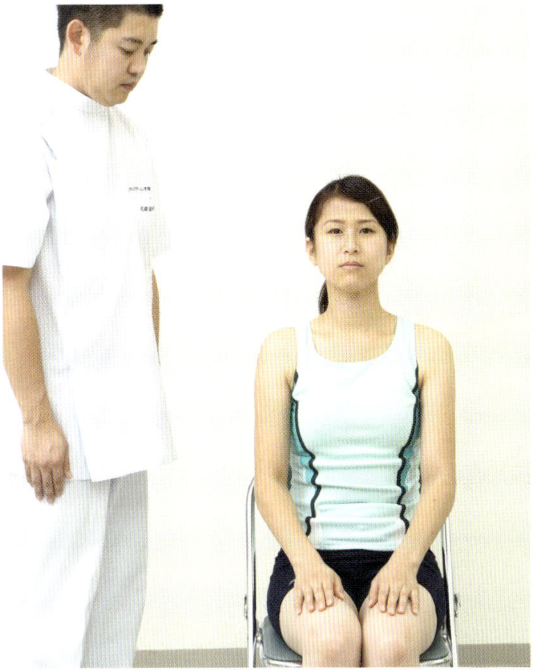

検査肢位

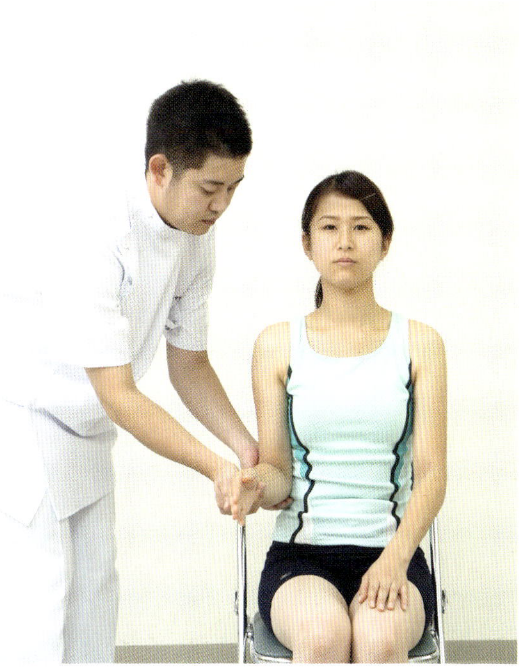

検査場面①

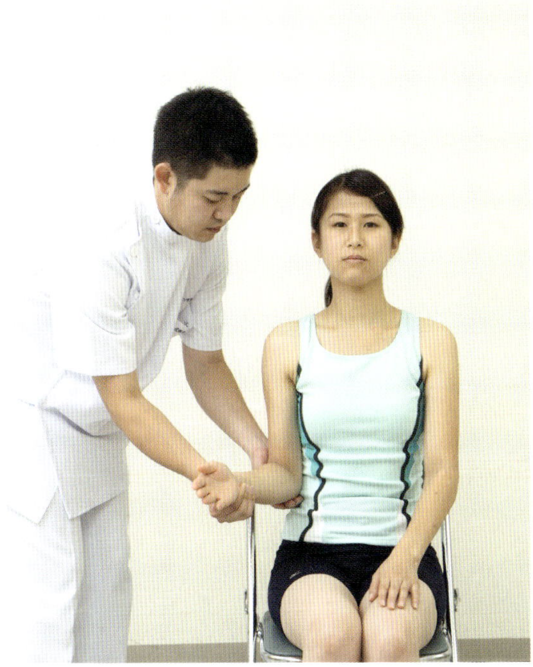

検査場面②

3 ドロップアームテスト

Ⅰ 意 義

ドロップアームテスト（drop arm test）は，患側の肩関節を他動的に外転位保持させることで腱板にストレスが加わり，支持を外すと上肢が落下するか，痛みや不安感が生じるかを調べる検査である．

Ⅱ 検査肢位

座位．

Ⅲ 検査方法

1 検者は被検者の肩関節を他動的に90°まで外転させる．
2 被験者にゆっくり上肢を戻すように指示する．

Ⅳ 判定基準

急激な上肢の落下や痛みの出現，不安感の訴えを認めれば陽性とする．

Ⅴ 適 応

腱板損傷（主に棘上筋損傷）．

Ⅵ 注意点

1 検者はこの検査が陽性となった場合に備え，すぐに被検者の上肢を支えられるように注意して実施する．
2 肩関節を外転位保持することができたとしても，検者が被検者の上肢に軽く抵抗を加えるだけで上肢が落ちることがある．

座　位

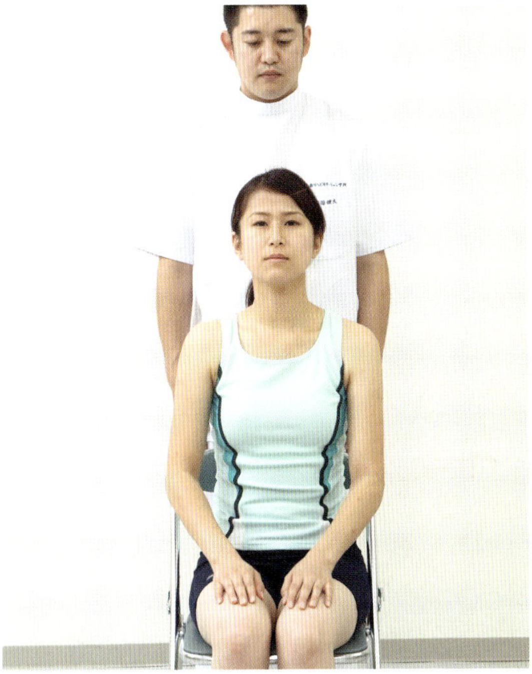

検査肢位

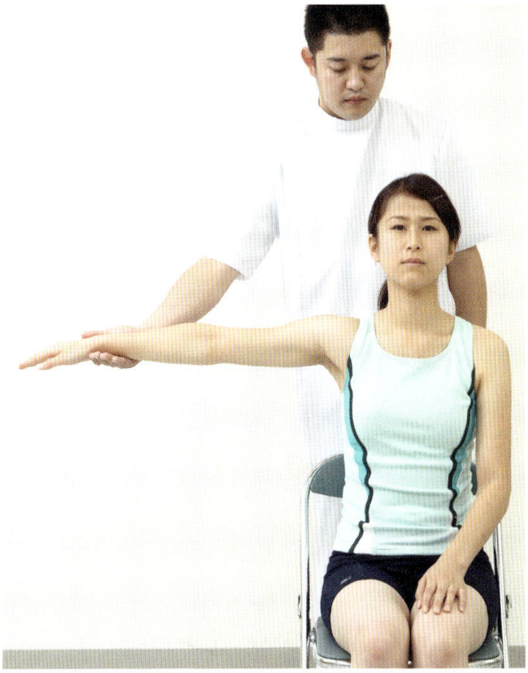

検査場面①

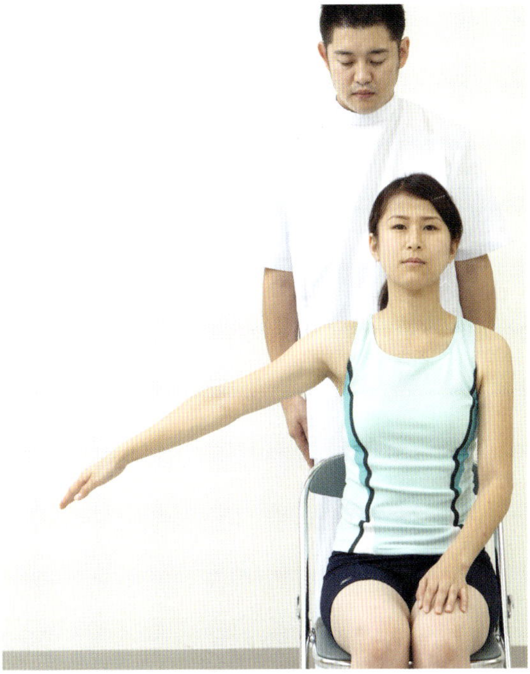

検査場面②

4 棘上筋テスト

I 意　義

棘上筋テスト（supraspinatus test）は，患側の肩関節を外転位にとらせ，抵抗下に肩関節外転させることで腱板にストレスが加わり，痛みや不安感が生じるかを調べる検査である．

II 検査肢位

座位．

III 検査方法

1 被検者に肩関節を90°外転位に保持してもらう．
2 検者は被検者の上腕に，下方へ抵抗を加える．

IV 判定基準

肩関節に痛みの出現や不安感の訴えを認めれば陽性とする．

V 適　応

腱板損傷（棘上筋損傷）．

VI 注意点

1 増強法として，被検者の肩関節を内旋位にて行う方法もある．
2 棘上筋または腱の損傷や炎症がなくとも，肩甲上神経に神経障害が認められる場合，同様の徴候を示すことがある．

VII *Advance*

エンプティカンテストとフルカンテスト

被検者に肩関節外転90°・水平内転30°・内旋位の状態から検者が肩関節内転方向に抵抗を加えるエンプティカンテスト（empty can test）と，外旋位の状態から抵抗を加えるフルカンテスト（full can test）がある．いずれも肩甲骨面での動きが確認できる．従来は，empty can test は棘上筋の検査とされていたが，近年の解剖学的知見から現在では，主に empty can test が棘下筋，full can test が棘上筋の検査とされている．

座　位

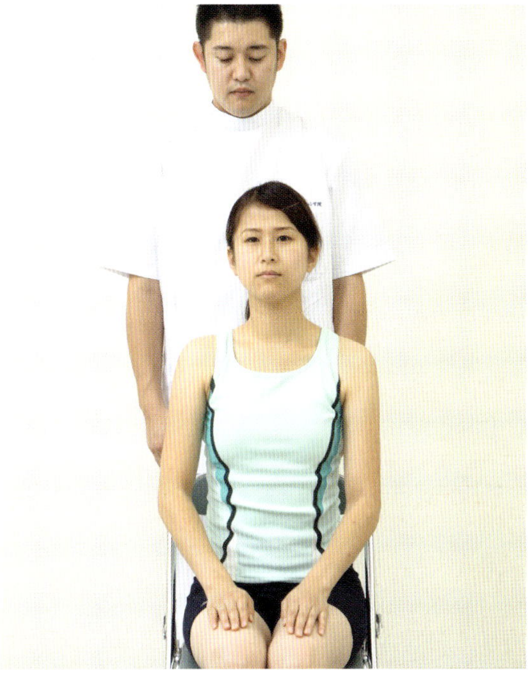

検査肢位

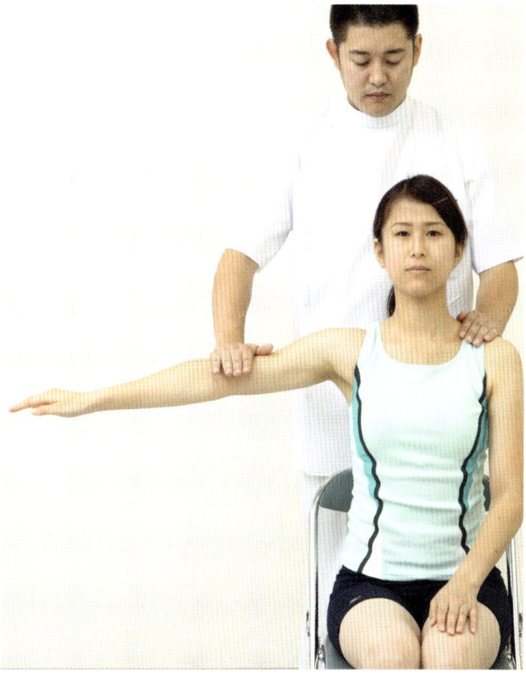

検査場面①

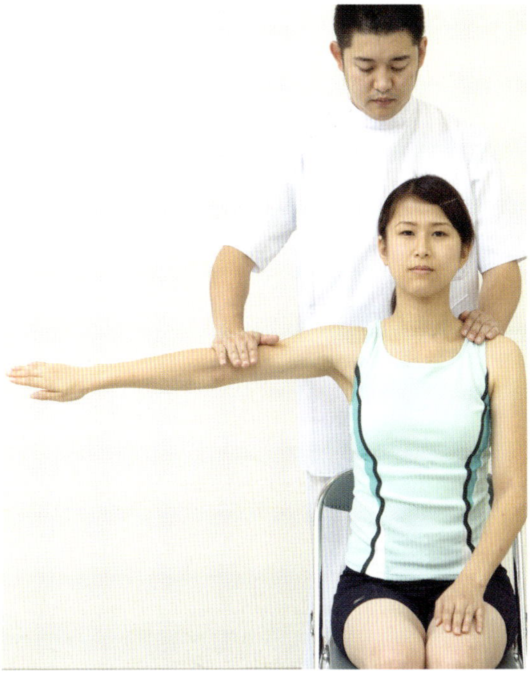

検査場面②（増強法）

5 前方不安感テスト

I 意　義

前方不安感テスト（anterior apprehension test）は，患側の肩関節を外転・外旋方向へ強制させることで脱臼誘発肢位となり，痛みや不安感が生じるかを調べる検査である．

II 検査肢位

座位．

III 検査方法

1. 検者は被検者の上肢を他動的にゆっくりと肩関節 90° 外転・外旋位で保持する．
2. 検者は被検者の上腕骨頭をゆっくりと背側から前方へ圧迫する．

IV 判定基準

肩関節に痛みの出現や不安感の訴えを認めれば陽性とする．

V 適　応

肩関節前方脱臼．

VI 注意点

1. 肩関節外旋位は脱臼を誘発する肢位となるため，検査は十分に注意して実施する．
2. 痛みや不安の訴えがある場合は，関節上腕靱帯（中部線維，下部線維），前方関節包，腱板損傷，関節唇などの損傷を疑う．

座　位

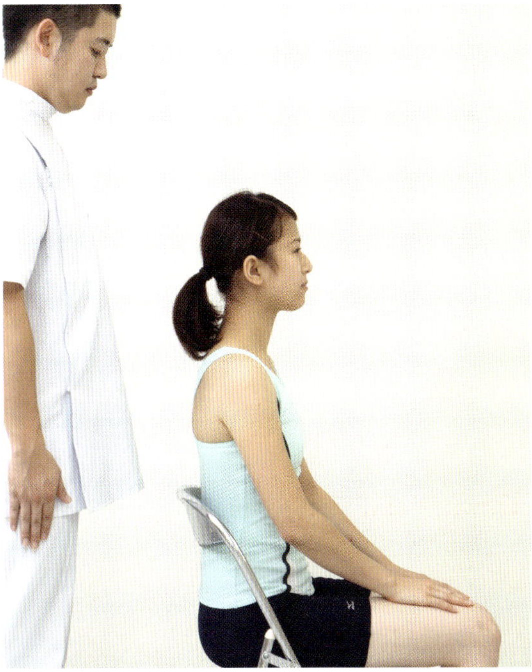

検査肢位

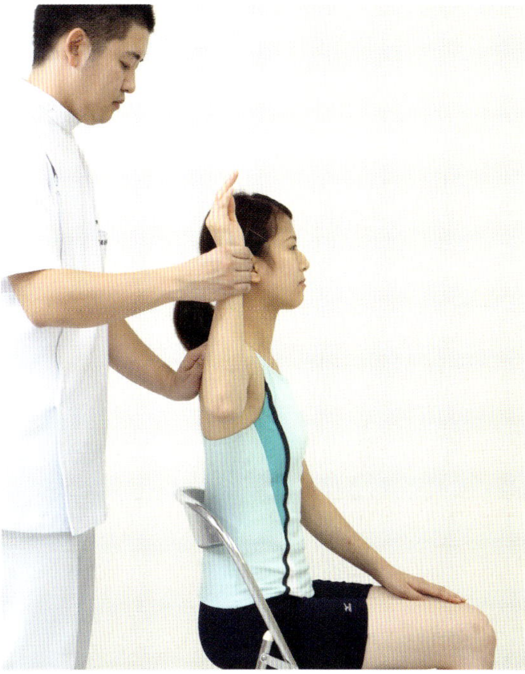

検査場面①

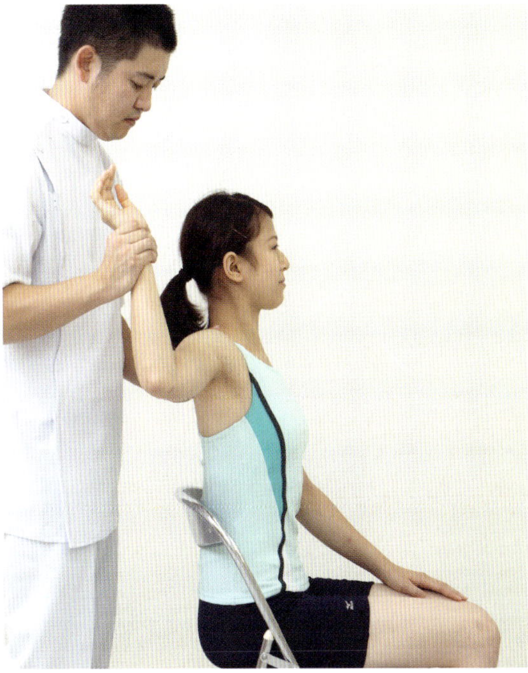

検査場面②

【Advance】

ロウの前方不安定性テスト

Ⅰ 検査肢位

座位.

Ⅱ 検査方法

1 検者は被検者の肩関節を他動的に90°外転・外旋位とし，手掌で後頭部を保持させる.

2 検者は被検者の上腕骨頭を背側から前方へ押しながら肘を後方へ引く.

Ⅲ 判定基準

肩関節に痛みの出現や不安感の訴えを認めれば陽性とする.

Ⅳ 適　応

肩関節前方脱臼.

Ⅴ 注意点

1 前方不安感テスト（anterior apprehension test）が陰性の場合に限り，十分に注意して実施する.

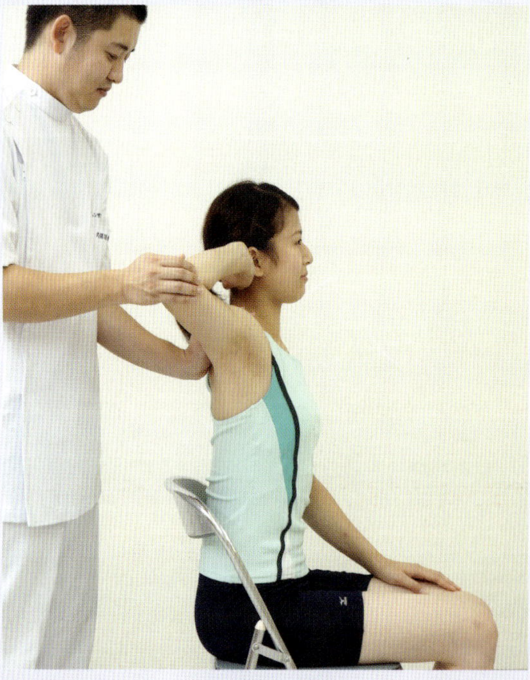

検査場面

【Advance】

後方不安感テスト

I 検査肢位

背臥位.

II 検査方法

1 検者は被検者の肩関節を他動的に屈曲・内転・内旋位させる.
2 検者は，一方の手で被検者の肩甲帯を固定し，もう一方の手で被検者の上腕を把持して上腕骨を背側に圧迫する.

III 判定基準

肩関節に痛みの出現や不安感の訴えを認めれば陽性とする.

IV 適　応

肩関節後方脱臼.

V 注意点

1 肩関節後方脱臼は，肩関節脱臼のうち5～10%程度と頻度は少ないが，十分に注意して実施する.

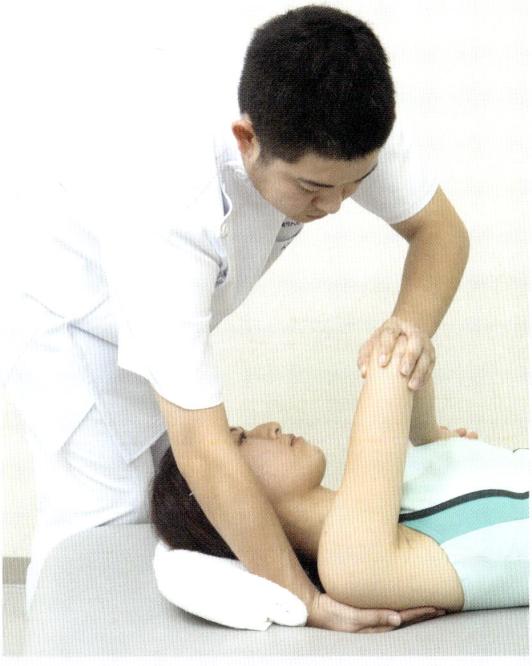

検査場面

【Advance】

多方向不安感テスト

Ⅰ 検査肢位

座位.

Ⅱ 検査方法

1 検者は被検者の上肢を他動的に挙上させ，検者の肩で被検者の上肢を保持する.
2 検者は被検者の上腕骨頭を他方向へ動かす.

Ⅲ 判定基準

肩関節に痛みの出現や不安感の訴えを認めれば陽性とする.

Ⅳ 適　応

肩関節脱臼.

Ⅴ 注意点

1 徐々に力を加え，過度な圧迫に十分注意して実施する.

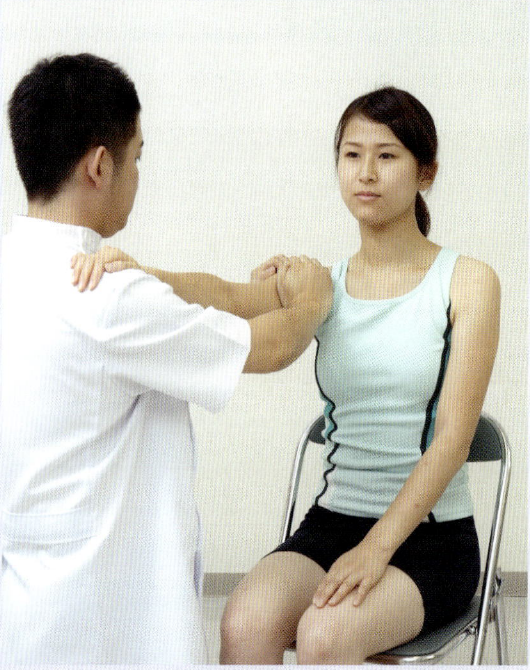

検査場面

【Advance】

ロウの多方向不安定感テスト

Ⅰ　検査肢位

座位.

Ⅱ　検査方法

1 検者は被検者の肩関節を他動的に 45° 屈曲させ，上肢を前下方へ牽引する.
2 検者は被検者の肩関節を他動的に 20～30° 屈曲（伸展）させ，上腕骨頭を後方から前方へ圧迫する.
3 検者は被検者の肩関節を他動的に 20～30° 屈曲（伸展）させ，上腕骨頭を前方から後方へ圧迫する.

Ⅲ　判定基準

肩関節に痛みの出現や不安感の訴えを認めれば陽性とする.

Ⅳ　適　応

肩関節脱臼.

Ⅴ　注意点

1 牽引力に十分注意して実施する.

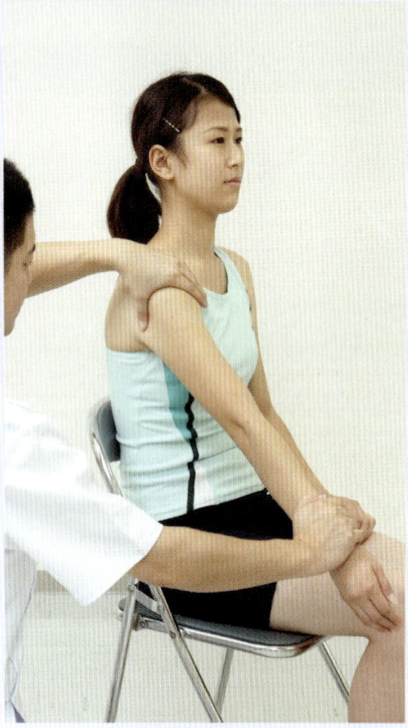
検査場面①

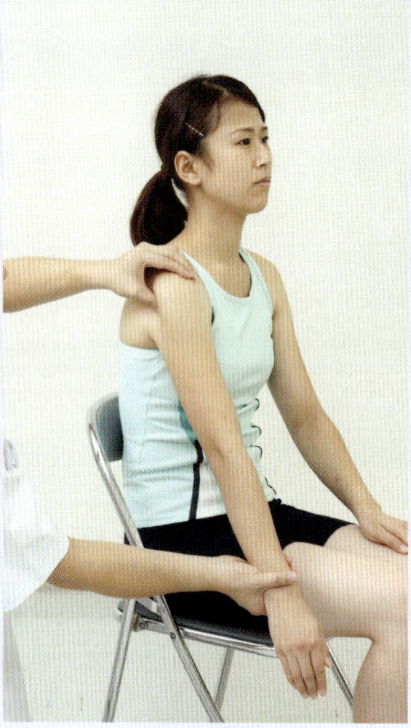
検査場面②

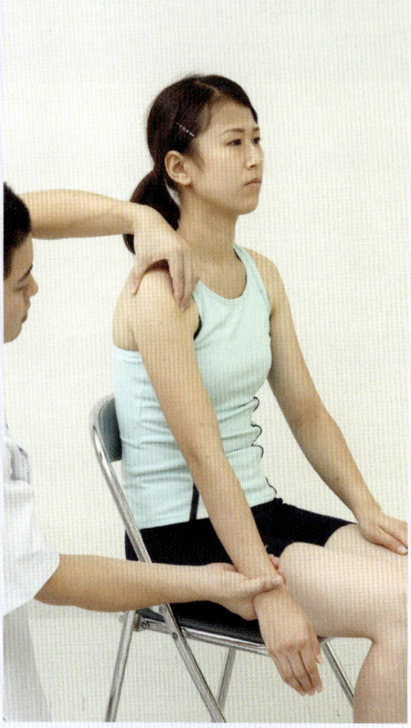
検査場面③

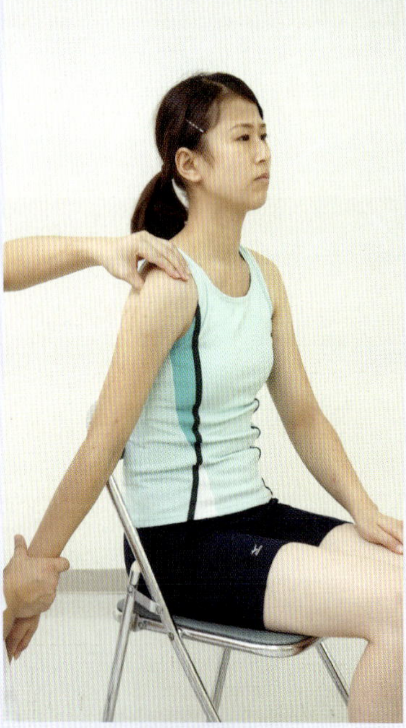
検査場面④

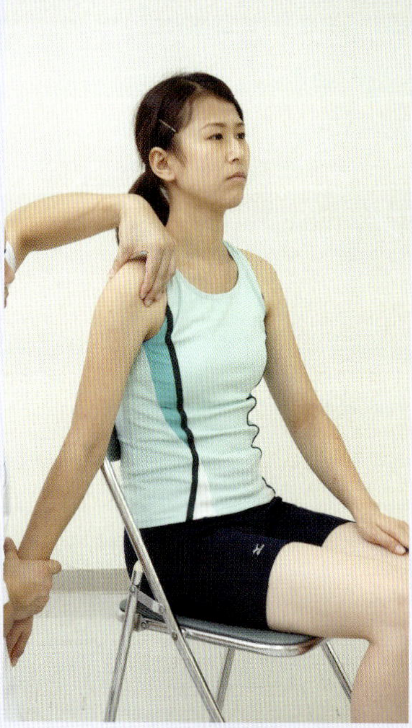
検査場面⑤

1 テニス肘テスト

Ⅰ 意　義

テニス肘テスト（tennis elbow test）は，患側の肘関節を伸展位，前腕を回内位，手関節を背屈位で握り拳をつくらせ，抵抗下に手関節背屈させることで上腕骨外側上顆にストレスが加わり，痛みが生じるかを調べる検査である．

Ⅱ 検査肢位

座位．

Ⅲ 検査方法

1 検者は一方の手で被検者の肘を固定し，被検者に拳を握らせる．
2 検者は他の方の手で被検者の手関節を背屈させる．

Ⅳ 判定基準

上腕骨外側上顆部位に痛みの増強を認めれば陽性とする．

Ⅴ 適　応

上腕骨外側上顆炎（テニス肘）．

Ⅵ 注意点

1 手関節を背屈した手背側に検者が掌屈方向へ抵抗を加えて痛みの増強を確認する増強法もある．
2 短橈側手根伸筋，総指伸筋，小指伸筋および尺側手根伸筋の筋収縮によって，筋の起始部である上腕骨外側上顆にストレスが加わり痛みが生じる．
3 回外筋の腱も上腕骨外側上顆に付着するため，前腕回外運動に対して抵抗を加えるミルテスト（Mill's test）でも症状の再現が得られる．
4 本テストはトムゼンテスト（Thomsen test）ともいわれ，同様のテストとして，被検者に肘関節を伸展したまま回内位で椅子を持ち上げてもらう Chair テストや，検者が被検者の伸展した中指に下方への抵抗をかける中指伸展テストがある．

座　位

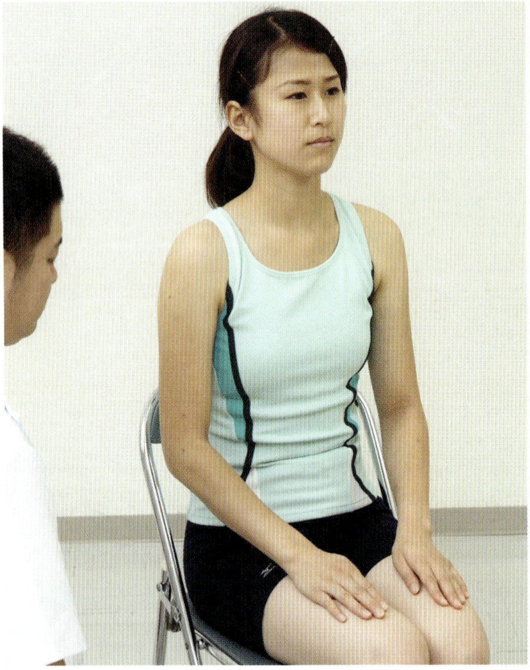

検査肢位

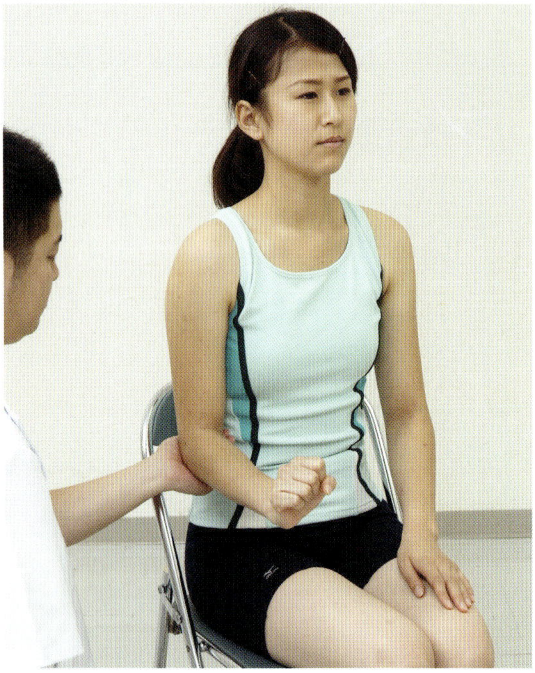

検査場面①

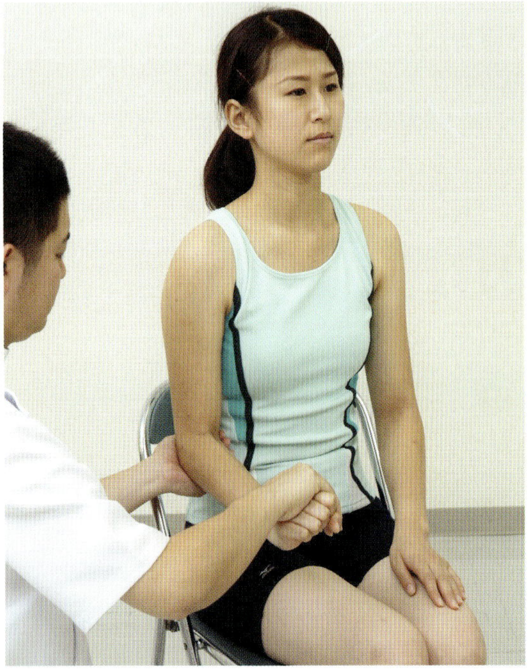

検査場面②

2 ゴルフ肘テスト

I 意　義

ゴルフ肘テスト（golfer's elbow test）は，患側の肘関節を伸展位，前腕を回外位，手関節を掌屈位で握り拳をつくらせ，抵抗下に手関節掌屈させることで上腕骨内側上顆にストレスが加わり，痛みが生じるかを調べる検査である．

II 検査肢位

座位．

III 検査方法

1 検者は前腕を固定し，被験者に肘関節伸展，前腕回外位で，手関節掌屈，手指屈曲をしてもらう．

IV 判定基準

上腕骨内側上顆部位に痛みの増強を認めれば陽性とする．

V 適　応

上腕骨内側上顆炎（ゴルフ肘）．

VI 注意点

1 検者が被検者の手部に対して手関節背屈方向の抵抗を加える増強法もある．
2 橈側手根屈筋と尺側手根屈筋の筋収縮によって，筋の起始部である上腕骨内側上顆にストレスが加わり痛みが生じる．
3 前腕回内運動への抵抗や手関節掌屈運動への抵抗でも，症状の再現が得られる場合がある．

座　位

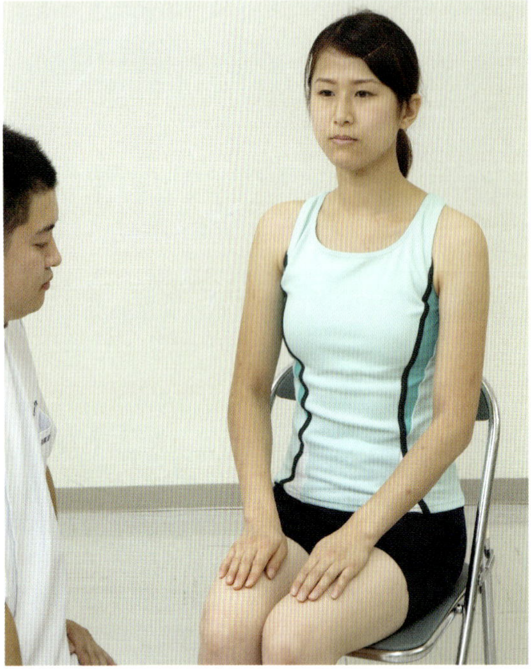

検査肢位

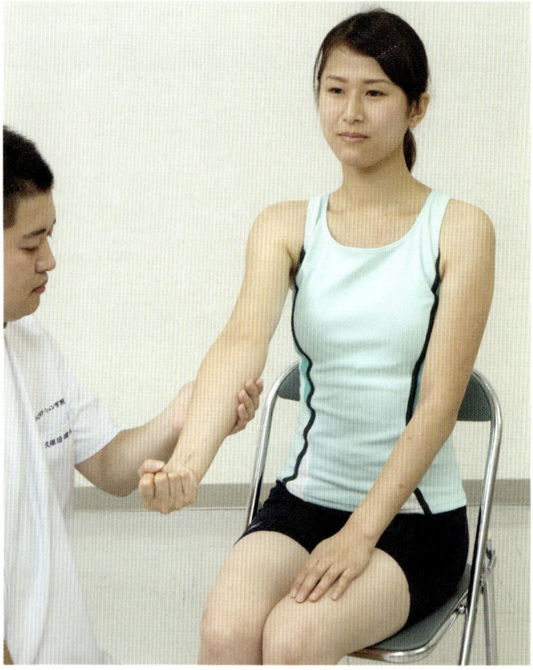

検査場面①

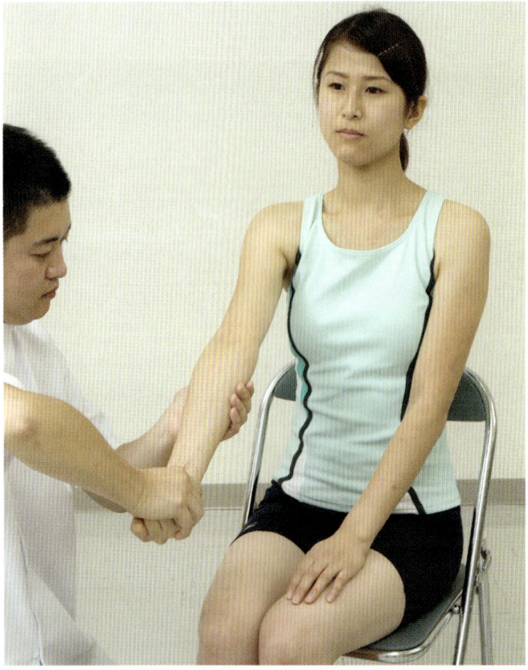

検査場面②（増強法）

3 肘内反ストレステスト

Ⅰ 意　義

肘内反ストレステスト（varus stress test）は，患側の肘関節を内反方向に強制させることで肘関節外側支持機構に伸張ストレスが加わり，肘関節に痛みや不安感が生じるかを調べる検査である．

Ⅱ 検査肢位

座位．

Ⅲ 検査方法

1 検者は一方の手で被検者の上腕骨遠位部内側を固定する．
2 検者は他方の手で被検者の前腕遠位部を把持しながら，外側から徐々に肘関節内反方向に抵抗を加える．

Ⅳ 判定基準

肘関節に痛みや不安感の増強を認めれば陽性とする．

Ⅴ 適　応

橈側側副靱帯の損傷．

Ⅵ 注意点

1 側方から肘関節へ垂直に抵抗が加わるように外力を加える．

座　位

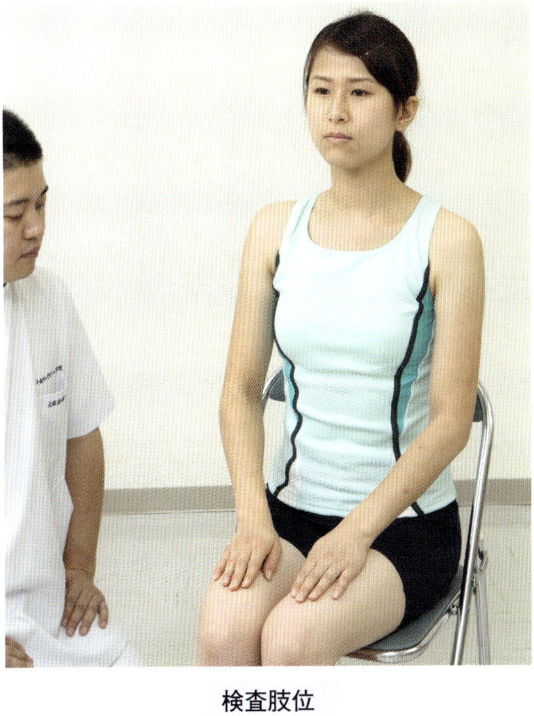

検査肢位

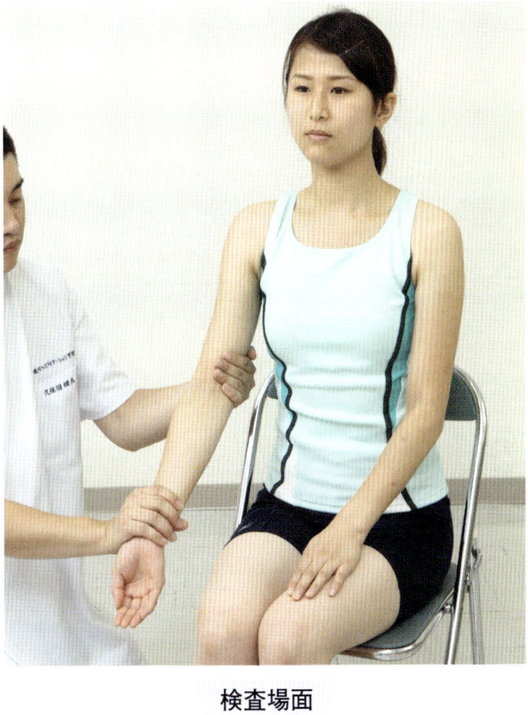

検査場面

肘外反ストレステスト

I　意　義

肘外反ストレステスト（valgus stress test）は，患側の肘関節を外反方向に強制させることで肘関節内側支持機構に伸張ストレスが加わり，肘関節に痛みや不安感が生じるかを調べる検査である．

II　検査肢位

座位．

III　検査方法

1 検者は一方の手で被検者の上腕骨遠位部外側を固定する．
2 検者は他方の手で被検者の前腕遠位部を把持しながら，内側から徐々に肘関節外反方向に抵抗を加える．

IV　判定基準

肘関節に痛みや不安感の増強を認めれば陽性とする．

V　適　応

尺側側副靱帯の損傷．

VI　注意点

1 側方から肘関節へ垂直に抵抗が加わるように外力を加える．

座　位

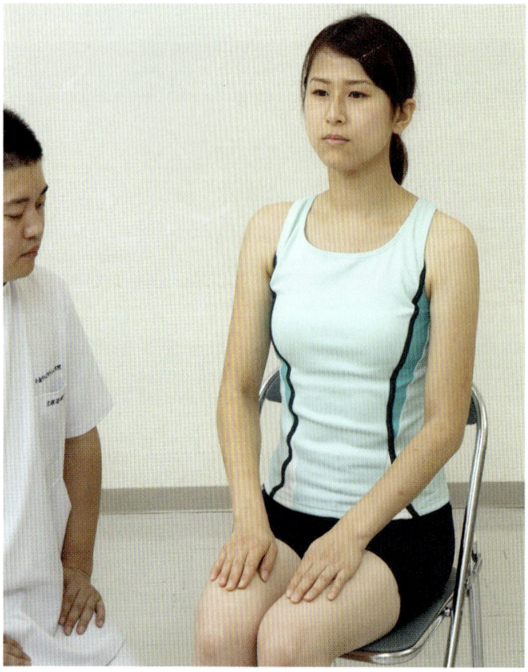

検査肢位

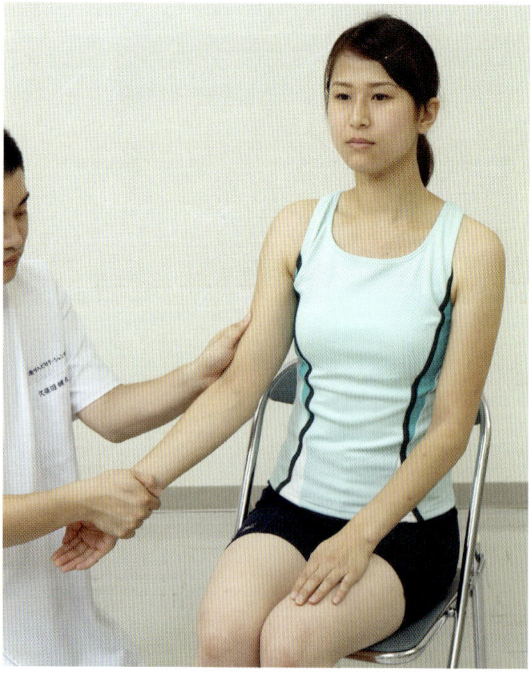

検査場面

5 手関節屈曲テスト（ファレンテスト）

Ⅰ 意　義

手関節屈曲テスト（ファレンテスト；Phalen test）は，手関節掌屈位を保持させることで正中神経にストレスが加わり，正中神経支配領域に痛みやしびれが生じるかを調べる検査である．

Ⅱ 検査肢位

座位．

Ⅲ 検査方法

1 被検者に上肢を前方挙上，両手関節を掌屈してもらい，手背部を身体前方で互いに押しつけて60秒間保持させる．

Ⅳ 判定基準

正中神経支配領域の皮膚，指に痛みやしびれの増強を認めれば陽性とする．

Ⅴ 適　応

手根管症候群（正中神経障害，横手根靱帯炎，月状骨脱臼，総指屈筋腱の腱鞘炎など）．

Ⅵ 注意点

1 両手関節の掌屈により手根管内で横手根靱帯が正中神経を圧迫し，痛みや不安感が生じる．
2 第1～4指の正中神経支配領域がしびれる場合は，横手根靱帯の炎症，月状骨の前方脱臼，関節症性変化または総指屈筋腱の腱鞘炎を疑う．
3 別法として，両手関節を背屈させ，手掌部を身体前方で互いに押し付けて手根管部を圧迫する手関節伸展テスト（逆ファーレンテスト），正中神経を皮膚の上から持続的に圧迫する正中神経圧迫テストも鑑別診断に用いられることがある．

座 位

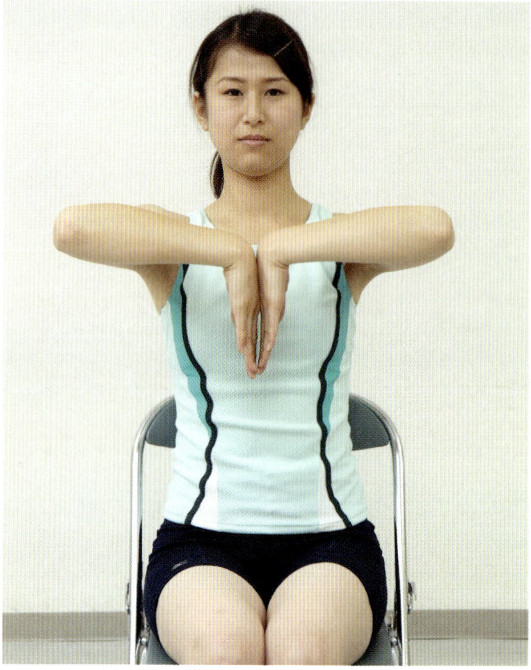

検査場面

6 アイヒホッフテスト

Ⅰ 意　義

アイヒホッフテスト（Eichhoff test）は，患側の母指を握った拳をつくらせ，手関節を尺屈させることで，長母指外転筋腱と短母指伸筋腱に伸張ストレスが加わり，手関節橈側に痛みが生じるかを調べる検査である．

Ⅱ 検査肢位

座位．

Ⅲ 検査方法

1 被検者に母指を握った拳をつくらせ，手関節を尺屈させる．

Ⅳ 判定基準

手関節橈側に痛みの誘発を認めれば陽性とする．

Ⅴ 適　応

腱鞘炎（長母指外転筋，短母指伸筋），ドゥケルヴァン病（de Quervain disease）．

Ⅵ 注意点

1 長母指外転筋腱と短母指伸筋腱に伸張ストレスが加わることで痛みが生じる．
2 従来，フィンケルシュタインテスト（Finkelstein test）と呼ばれていた検査である．

座　位

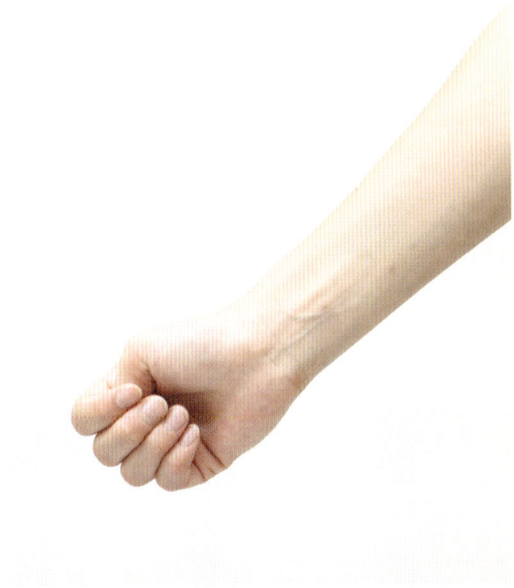

検査肢位

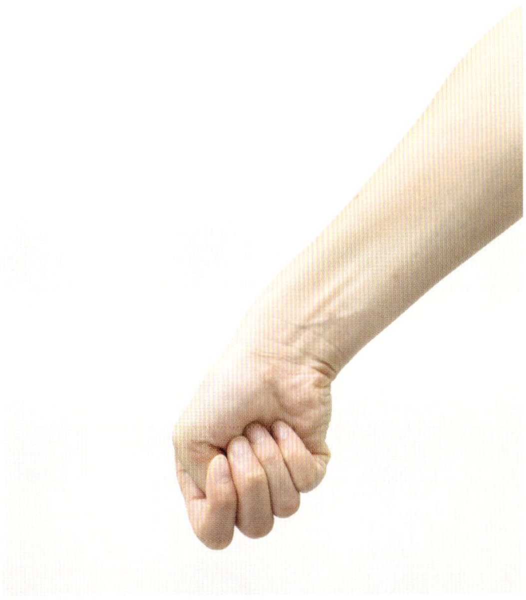

検査場面

7 フロマン徴候

Ⅰ 意 義

フロマン徴候（Froment sign）は，患側の尺骨神経麻痺のため，指の間に挟んだ紙が容易に引き抜かれたり，それを代償するために長母指屈筋による母指 IP（指節間）関節の過屈曲が生じるかを調べる検査である．

Ⅱ 検査肢位

座位．

Ⅲ 検査方法

1 被検者の母指と示指の間で紙を挟ませ，左右に引っ張らせる．

Ⅳ 判定基準

検者が紙を引っ張ると保持できずに抜けてしまう場合を陽性とする．

Ⅴ 適 応

尺骨神経麻痺．

Ⅵ 注意点

1 検査の際は，左右別々に行う．
2 正中神経の代償による母指 IP 関節の過度な屈曲で，ピンチ動作のように指先しか紙に密着しない場合も陽性とする．

Ⅶ Advance

橈骨神経麻痺

高位麻庫では手関節背屈不全となる下垂手が，低位麻痺では MP 関節伸展不全となる下垂指が認められる．

正中神経麻痺

高位麻庫では，母指と示指の先端をつけて丸をつくろうとすると母指 IP 関節，示指 DIP 関節が過伸展し，丸が涙の滴のようになる tear drop sign を認める前骨間神経麻痺や，前腕回内運動の反復により前腕屈側の疼痛が増悪する回内筋症候群があげられる．また，低位麻庫では母指球筋が萎縮し，母指の対立運動が不能となる猿手や母指と示指の先端をつけてつくる丸が不整となる perfect O 不全が認められる．

尺骨神経麻痺

高位麻痺では，鉤爪指変形が認められ，Froment 徴候，骨間筋麻庫により手指を交差させることができなくなる指交差テスト（cross finger test）の陽性を認める肘部管症候群があげられる．また，低位麻痺では手の掌側・尺側のみ感覚障害を呈する尺骨神経管症候群（Guyon 管症候群）があげられる．

座　位

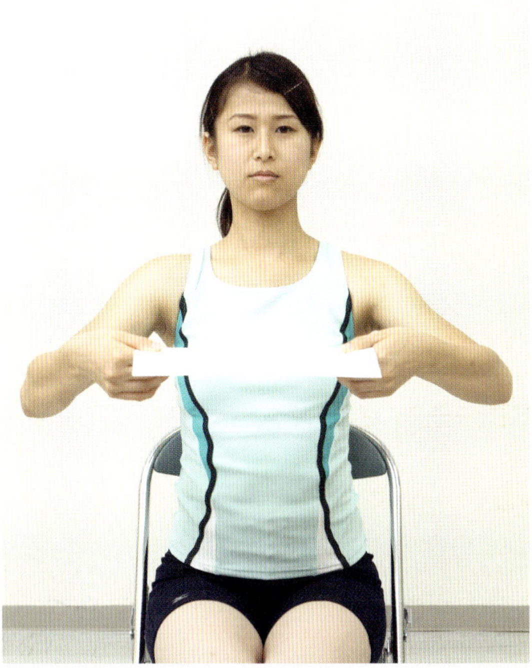

検査場面

第4章　下肢・その他

Ⅰ．股関節
Ⅱ．膝関節
Ⅲ．足関節
Ⅳ．その他

アリス徴候

Ⅰ 意　義

アリス徴候（Allis sign）は，背臥位で両膝を屈曲させ，両下腿をそろえると，股関節脱臼側で膝の位置が低くなるかを調べる検査である．

Ⅱ 検査肢位

背臥位．

Ⅲ 検査方法

1 被検者に背臥位で両膝を屈曲してもらい，両下腿をそろえさせる．

Ⅳ 判定基準

膝の高さに左右差を認めれば陽性とする．

Ⅴ 適　応

先天性股関節形成不全．

Ⅵ 注意点

1 患側が高ければ股関節の前方転位もしくは脛骨の延長，逆に低ければ大腿骨頭の後方転位もしくは脛骨の短縮を考え，大腿長や下腿長の形態測定を行う．

2 両側の股関節に問題がある場合は，本検査を実施する意味がない．

背臥位

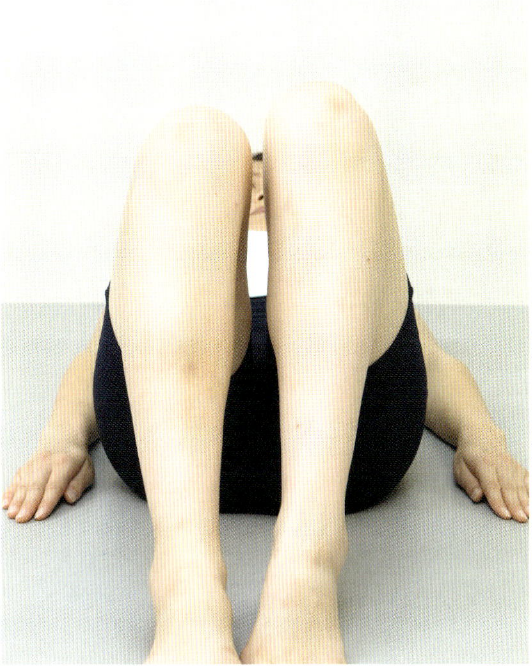

検査場面

トーマステスト

I 意 義

トーマステスト（Thomas test）は，股関節を屈曲させることで股関節屈曲拘縮を有する反対側の股関節屈筋群に伸張ストレスが加わり，骨盤後傾に伴う反対側の股関節屈曲が生じるかを調べる検査である．

II 検査肢位

背臥位．

III 検査方法

1 検者は被検者の一側下肢（股関節および膝関節）を他動的に屈曲させる．

IV 判定基準

対側下肢に股関節屈曲を認めれば陽性とする．

V 適 応

股関節屈曲拘縮．

VI 注意点

1 必要ならば対側下肢をベッドの端から外へ出し，対側下肢伸展位で検査を実施する．
2 他動的な一側下肢の屈曲にて，屈曲位とした対側下肢の膝関節が伸展するならば対側の大腿直筋の短縮が疑われる（大腿直筋拘縮テスト）．
3 他動的な一側下肢の屈曲にて，対側下肢の膝関節が伸展せず，対側下肢の股関節が屈曲するならば，対側の腸腰筋の短縮や関節自体の構造異常，関節包の伸張制限が疑われる．

背臥位

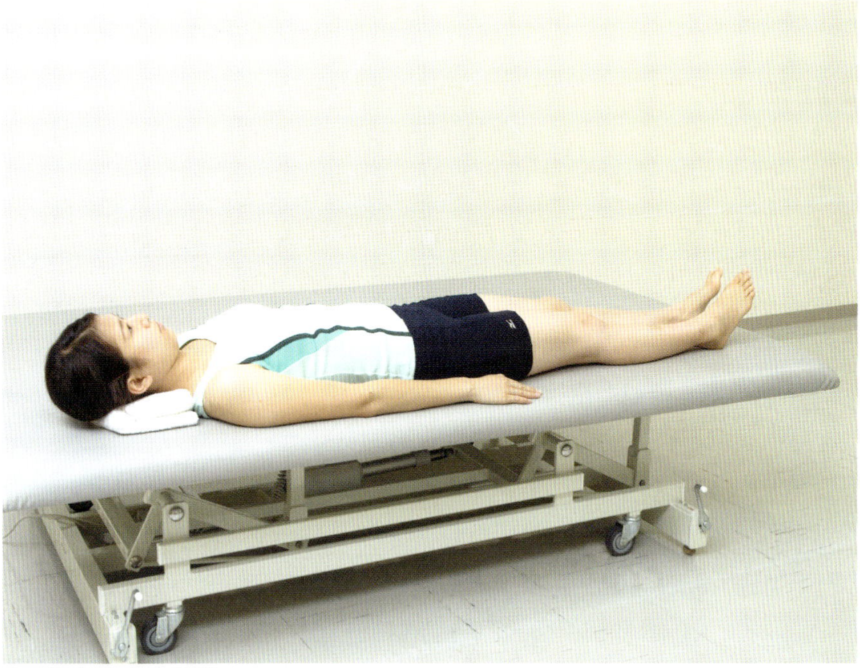

検査肢位

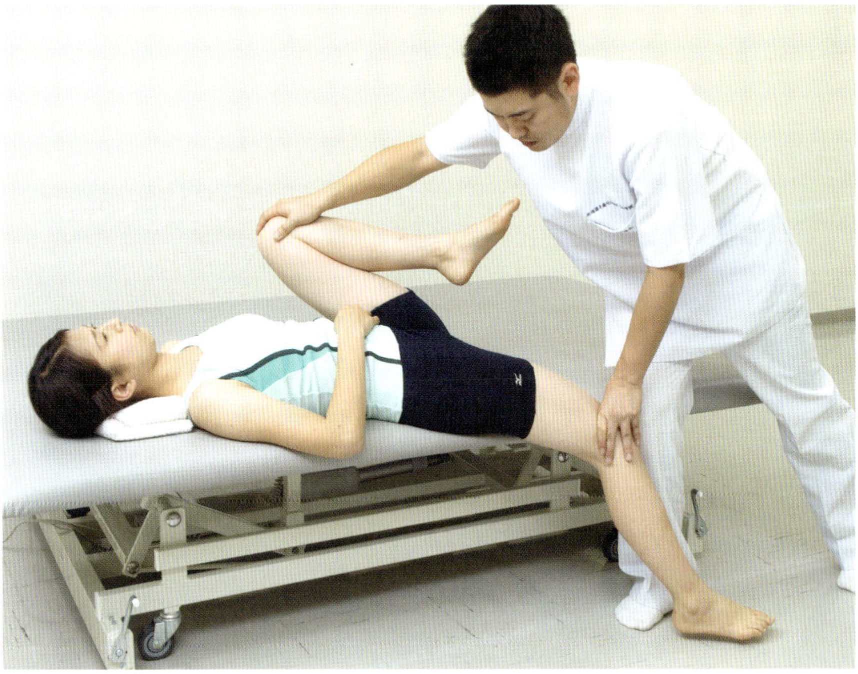

検査場面

トレンデレンブルグ徴候

I 意　義

トレンデレンブルグ徴候（Trendelenburg sign）は，片脚立位をとらせた際に，非挙上側の股関節外転筋の筋力低下によって非挙上側の骨盤が下制してくるかを調べる検査である．

II 検査肢位

立位．

III 検査方法

1 被検者に一側下肢を挙上してもらい，片脚立位をとらせる．

IV 判定基準

下肢挙上側の骨盤下制を認めれば陽性とする．

V 適　応

股関節外転筋群の機能不全．

VI 注意点

1 股関節外転筋群の機能不全を代償するため，下肢挙上と反対側への体幹側屈が過剰に出現するデュシャンヌ（Duchenne）徴候を認めることがある．

立　位（正常）

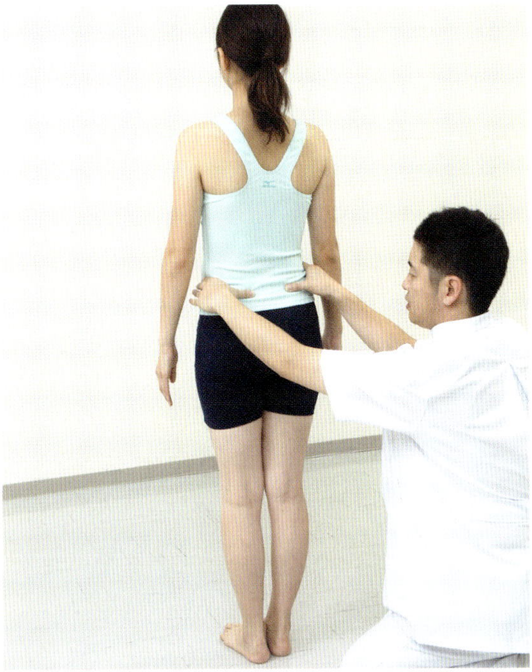

検査肢位

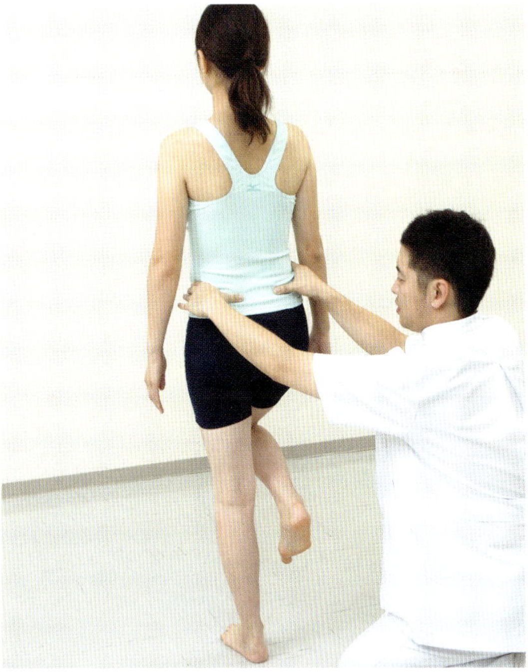

検査場面（正常）

立　位（陽性）

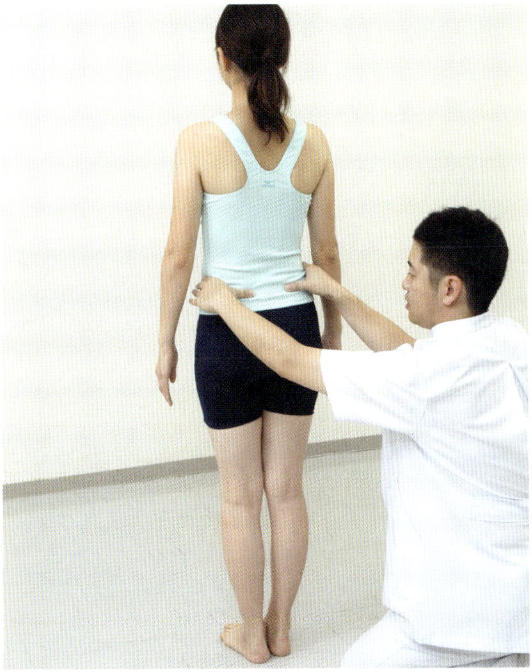

検査肢位

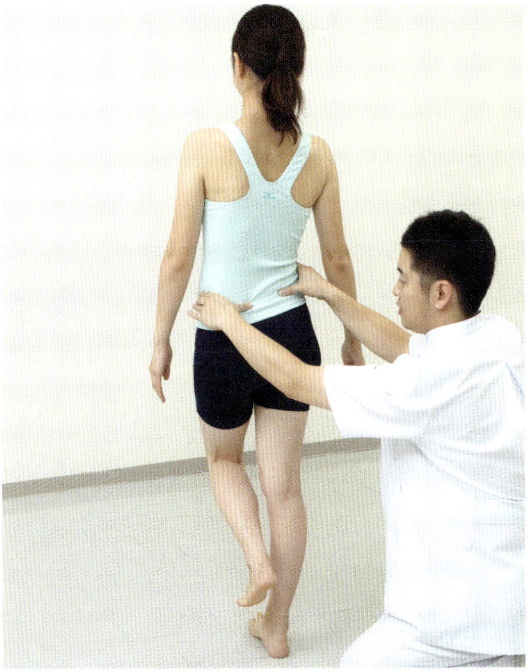

検査場面（陽性）

エリーテスト

I 意　義

エリーテスト（Ely test）は，腹臥位で膝関節を屈曲させることで下前腸骨棘に付着する大腿直筋に伸張ストレスが加わり，膝関節屈曲側の股関節が屈曲して起こる尻上がり現象（hip raising phenomenon in prone position）が出現するかを調べる検査である．

II 検査肢位

腹臥位．

III 検査方法

1 検者は被検者の膝関節を他動的に屈曲させる．

IV 判定基準

他動的な膝関節屈曲に伴う，股関節屈曲（尻上がり現象）が認められれば陽性とする．

V 適　応

屈曲側の大腿直筋の短縮．

VI 注意点

1 股関節屈曲(尻上がり)が出現した時点での踵と殿部までの距離で指標化する方法もある．

腹臥位

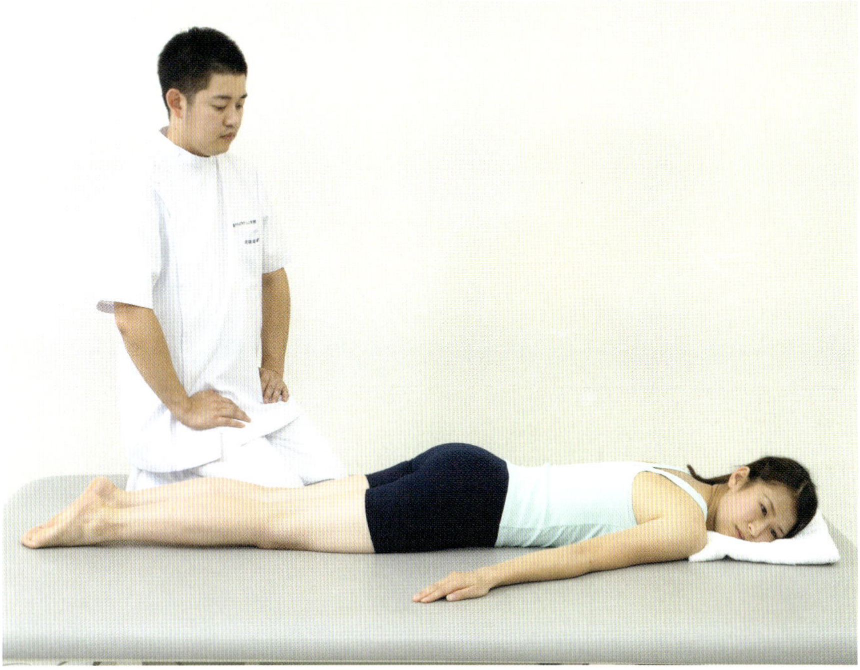

検査肢位

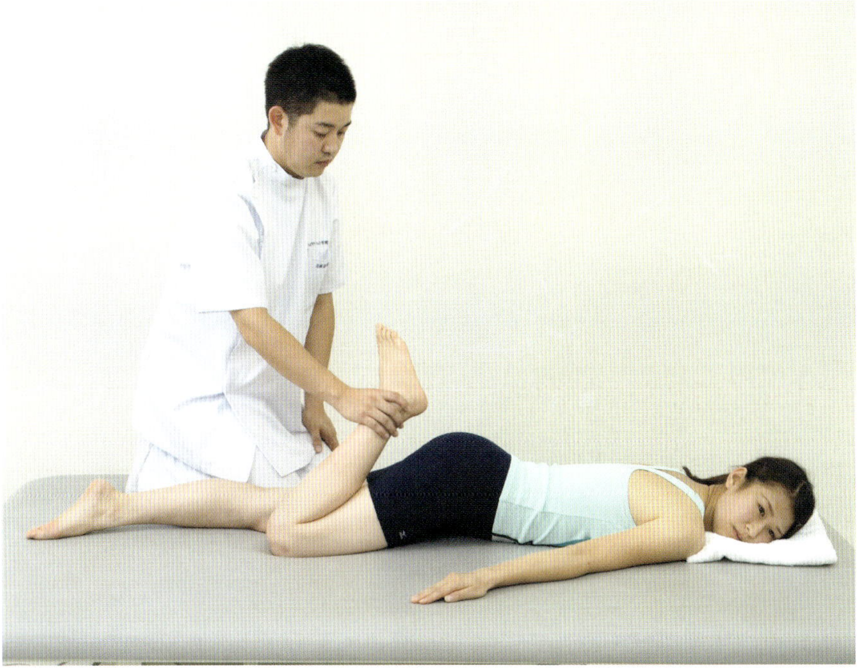

検査場面

オーベルテスト

I 意　義

オーベルテスト（Ober test）は，側臥位で股関節外転している下肢を股関節内転方向へ自動的にゆっくりと下降させることで，大腿筋膜張筋の短縮によって下肢の下降が不十分となるかを調べる検査である．

II 基本肢位

側臥位．

III 検査方法

1 検者は被検者の股関節を他動的に外転させる．
2 その位置から検者は手を外して，被検者にゆっくりと下肢を下降していくように指示する．

IV 判定基準

下肢の下降をゆっくりと行えない場合を陽性とする．

V 適　応

大腿筋膜張筋および腸脛靱帯の短縮．

VI 注意点

1 手を外す際には，すぐに支えることができるよう注意する．
2 本来は大腿筋膜張筋および腸脛靱帯の短縮テストであるが，疼痛が出現した場合は筋損傷が疑われる．
3 別法として，膝関節 90° 屈曲位にて行う検査法もある．

側臥位

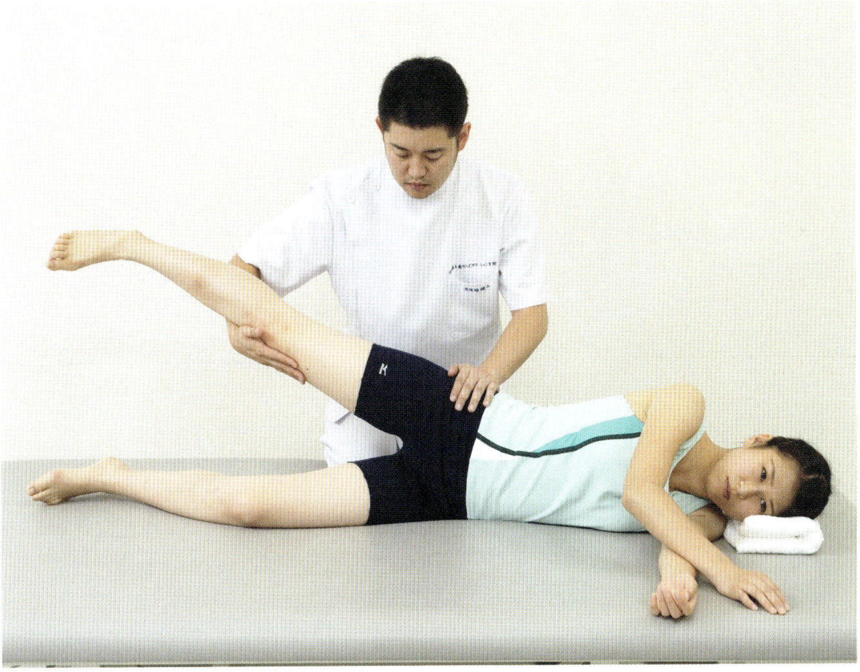

検査肢位

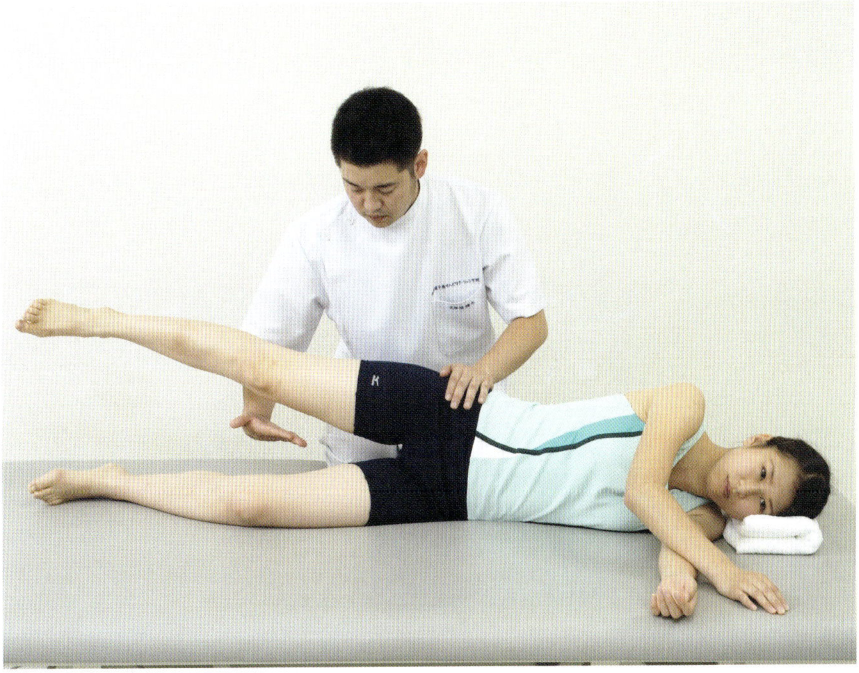

検査場面

6 パトリックテスト

I 意　義

パトリックテスト（Patric test）は，FABER（hip flexion abduction external rotation）test ともいわれ，患側の股関節を屈曲・外転・外旋方向へ強制させることで大腿骨頭が寛骨臼に押しつけられ，股関節に痛みやしびれが生じるかを調べる検査である．

II 検査肢位

背臥位．

III 検査方法

1 検者は被検者の股関節を他動的に屈曲させ，大腿骨頭を寛骨臼へ押し付ける．
2 検者は押しつけたまま，被検者の股関節を外転・外旋させる．

IV 判定基準

股関節の痛みを認めれば陽性とする．

V 適　応

変形性股関節症，股関節（大腿骨頭，寛骨臼，寛骨臼縁）の損傷．

VI 注意点

1 股関節の屈曲および寛骨臼への圧迫で，痛みが増強した場合は検査を終了とする．
2 代償動作として対側の骨盤が前方回旋してくることがあるため注意する．

背臥位

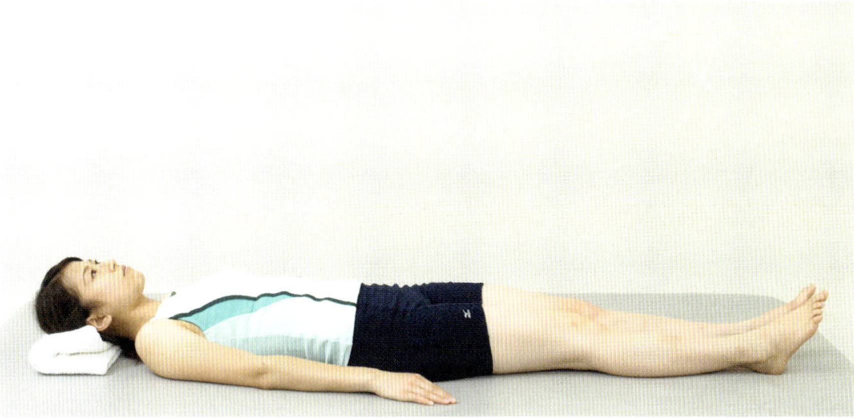

検査肢位

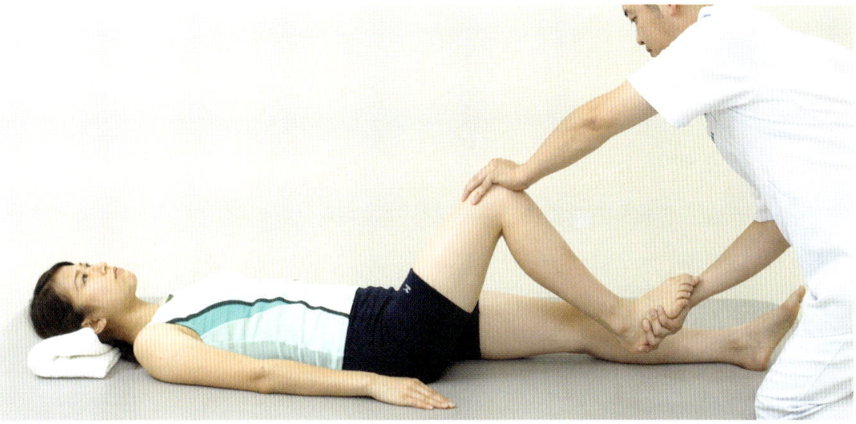

検査場面①

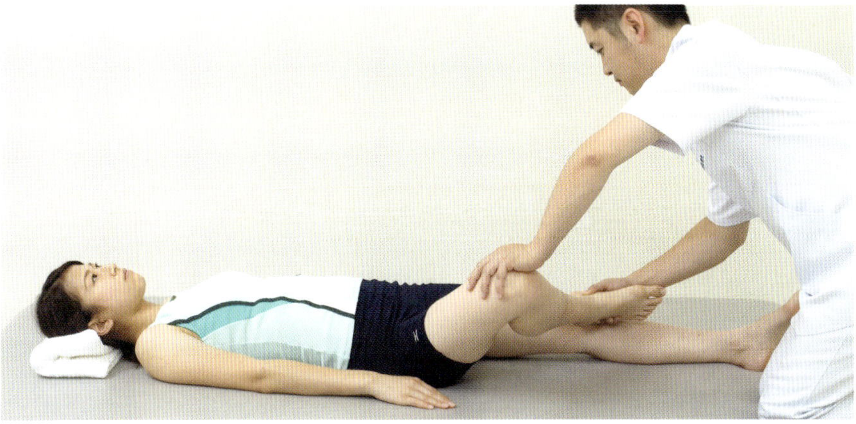

検査場面②

アプレー圧迫テスト

I 意 義

アプレー圧迫テスト（Apley compression test）は，膝関節 90° 屈曲位の腹臥位から下腿を下方に圧迫しながら下腿を内旋・外旋方向に強制させることで，半月板にストレスが加わり，膝関節に痛みが生じるかを調べる検査である.

II 検査肢位

腹臥位.

III 検査方法

1 検者は被検者の膝関節を 90° 屈曲位させる.
2 検者は被検者の下腿から膝関節方向へ圧迫を加えながら他動的に下腿の内旋・外旋運動を行う.

IV 判定基準

膝関節に痛みの増強を認めれば陽性とする.

V 適 応

半月板損傷（下腿内旋時の痛み：外側半月板損傷，下腿外旋時の痛み：内側半月板損傷）.

VI 注意点

1 圧迫のみで痛みが誘発された場合は，検査を終了とする.
2 検査の際に大腿部の筋群は十分リラックスさせておく.
3 半月板は線維軟骨性の関節円板であり，膝関節屈曲時には半月板がゆがむことで，大腿脛骨関節の適合性を保持している．膝関節屈曲位での下腿外旋・内旋運動によって，ゆがんだ半月板にはさらにストレスが加わり痛みが生じる.

腹臥位

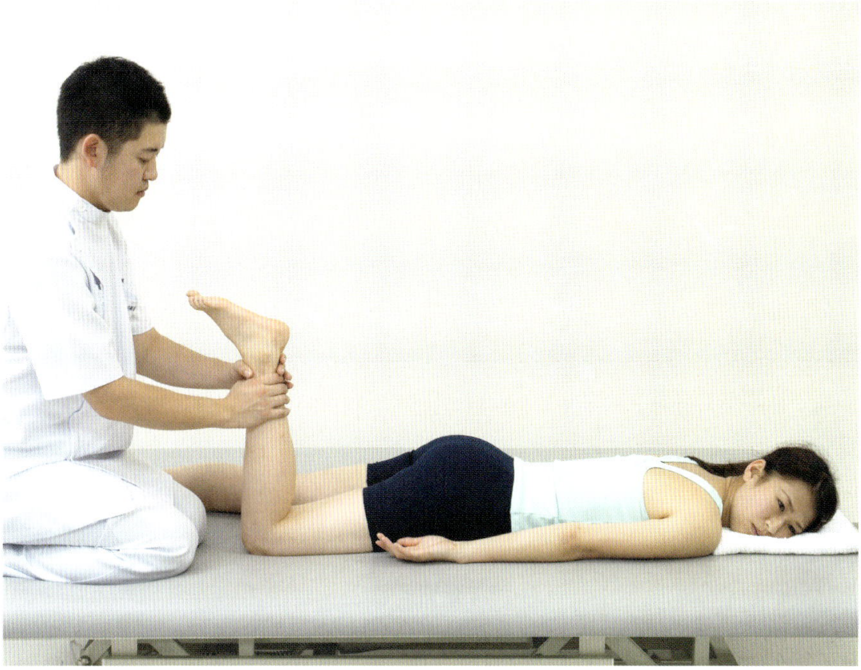

検査肢位

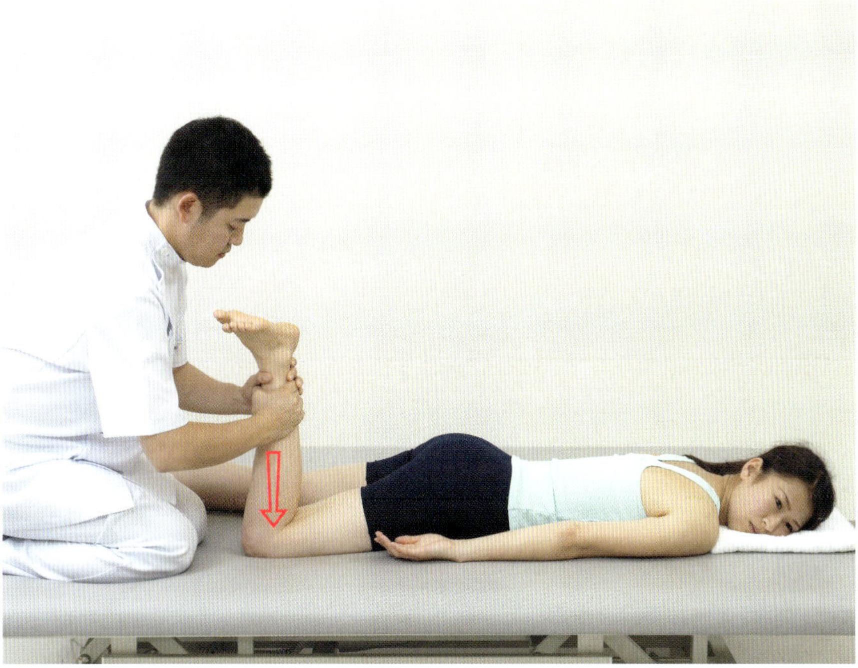

検査場面

アプレー牽引テスト

I 意　義

アプレー牽引テスト（Apley distraction test）は，膝関節 90° 屈曲位の腹臥位から下腿を上方に牽引しながら下腿を内旋・外旋方向に強制させることで側副靱帯にストレスが加わり，膝関節に痛みが生じるかを調べる検査である．

II 検査肢位

腹臥位．

III 検査方法

1 検者は被検者の大腿骨を固定して膝関節を 90° 屈曲位させる．
2 検者は被検者の下腿を上方へ牽引しながら他動的に下腿の内旋・外旋運動を行う．

IV 判定基準

膝関節に痛みの増強や不安定感を認めれば陽性とする．

V 適　応

側副靱帯損傷（下腿外旋時の痛み：内側側副靱帯損傷，下腿内旋時の痛み：外側側副靱帯損傷）．なお，牽引のみで痛みを訴える場合には非特異的靱帯損傷もしくは膝関節不安定性を疑う．

VI 注意点

1 大腿部の筋群は十分にリラックスさせておく．
2 下腿の牽引によって半月板にかかるストレスを減少させた状態で下腿の回旋運動を行うと，半月板ではなく側副靱帯にストレスが加わり痛みが生じる．

腹臥位

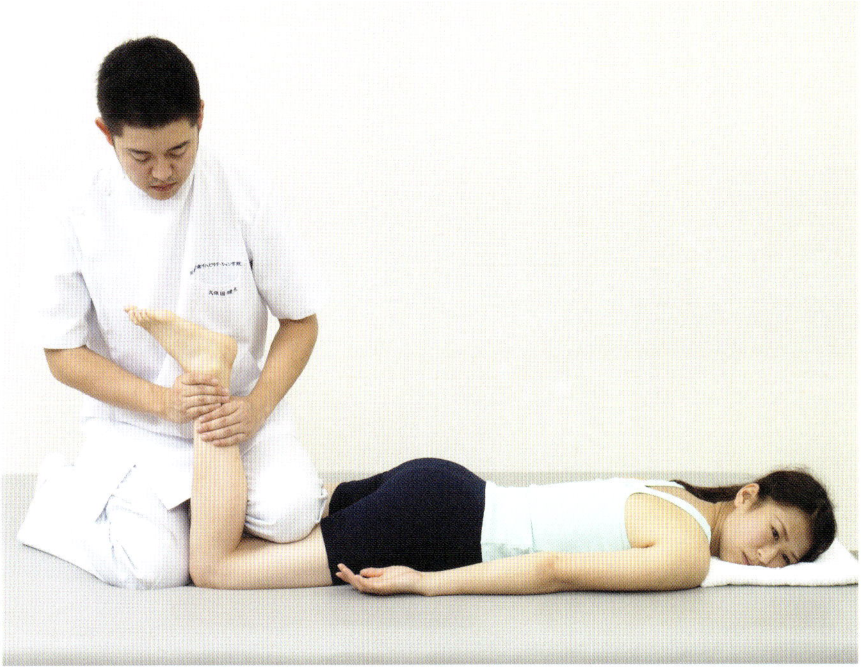

検査肢位

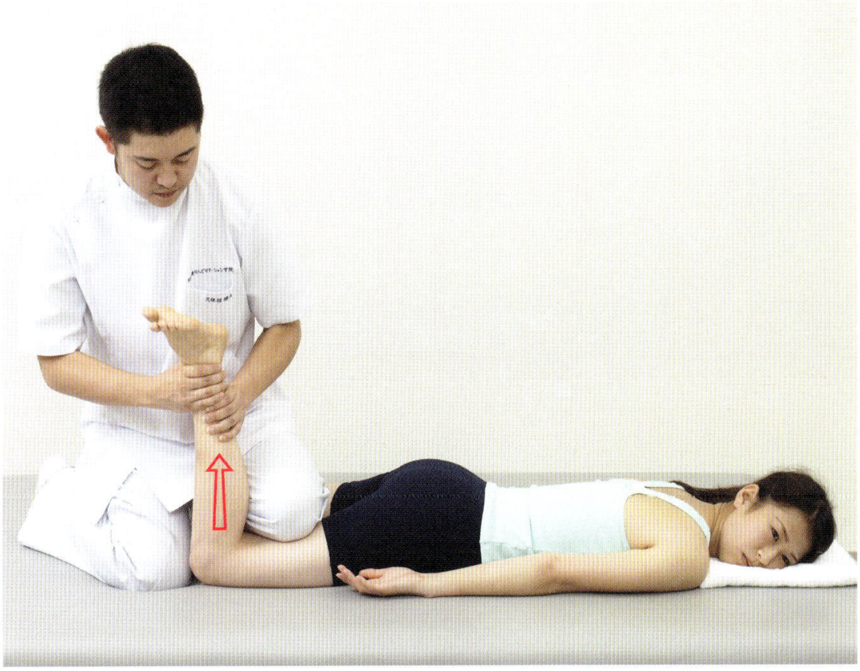

検査場面

3 マクマリーテスト

Ⅰ 意　義

マクマリーテスト（McMurray test）は，背臥位で膝関節を最大屈曲させ，膝関節内外の関節裂隙に手指を当てておき，下腿に回旋を加えながら膝関節の伸展を強制させることで半月板にストレスが加わり，膝関節に痛みやクリック音が生じるかを調べる検査である．

Ⅱ 検査肢位

背臥位．

Ⅲ 検査方法

1 検者は被検者の股関節および膝関節を他動的に最大屈曲させる．
2 検者の手指を被検者の内外関節裂隙にあて，その位置からゆっくりと下腿に回旋を加えながら膝関節を伸展させる．

Ⅳ 判定基準

膝関節最大屈曲位から90°屈曲位程度までの間で痛みやクリック音が認められれば陽性とする．

Ⅴ 適　応

半月板損傷（下腿内旋しながらの膝関節伸展時の痛みやクリック音：外側半月板損傷，下腿外旋しながらの膝関節伸展時の痛みやクリック音：内側半月板損傷）．

Ⅵ 注意点

1 検査ではゆっくりと膝関節を伸展させていく．
2 半月板は線維軟骨性の関節円板であり，膝関節屈曲時には半月板がゆがむことで，大腿脛骨関節の適合性を保持している．下腿外旋・内旋しながら膝関節伸展を行うことでゆがんだ半月板には，さらにストレスが加わり痛みやクリック音が生じる．

背臥位

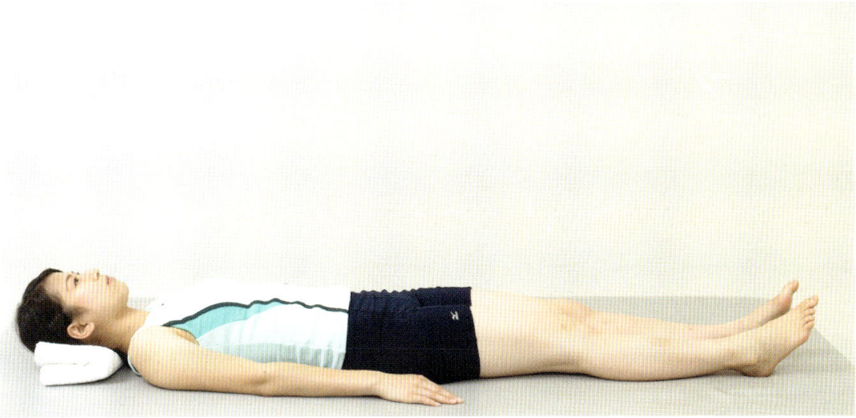

検査肢位

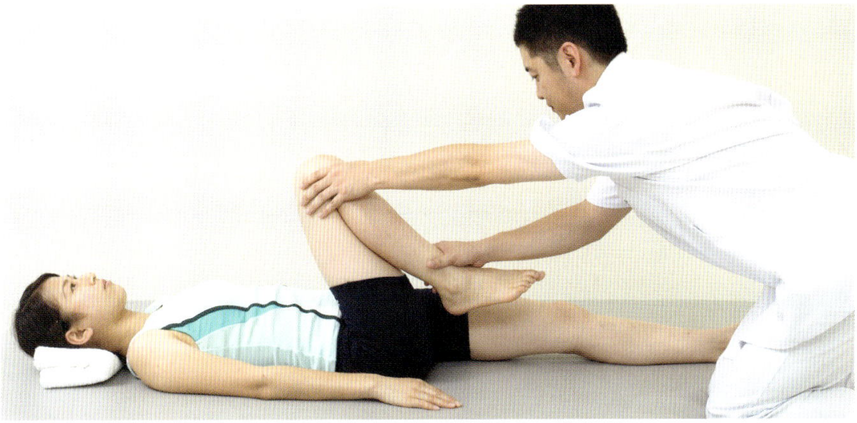

検査場面①

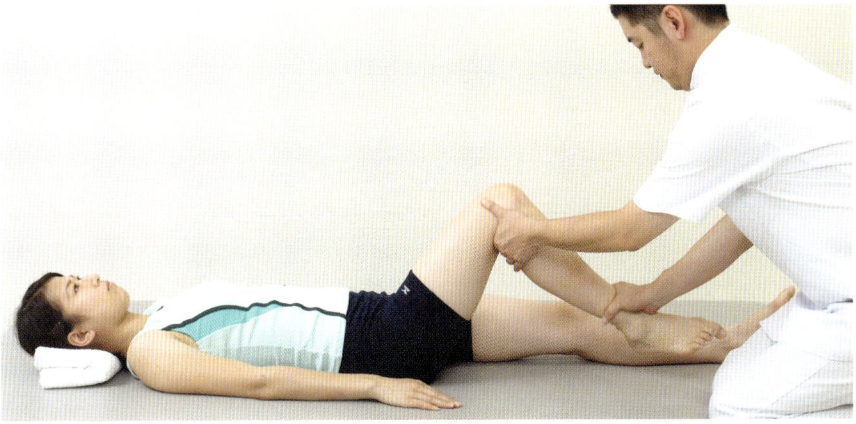

検査場面②

引き出しテスト（前方引き出しテスト，後方引き出しテスト）

I 意　義

引き出しテスト〔前方引き出しテスト，後方引き出しテスト；drawer test（anterior drawer test, posterior drawer test）〕は，背臥位で股関節および膝関節を屈曲させ，脛骨近位部を把持し，脛骨長軸の前後方向へ力を加えることで十字靱帯に伸張ストレスが加わり，脛骨近位部の過剰な前後移動が生じるかを調べる検査である．

II 検査肢位

背臥位．

III 検査方法

1 検者は被検者の股関節および膝関節を屈曲させ，足部を固定する．
2 検者の両手で脛骨前面と脛骨後上面を把持し，脛骨近位部を前方へ引く（前方引き出しテスト）．
3 検者の両手で脛骨前面と脛骨後上面を把持し，脛骨近位部を後方に押す（後方引き出しテスト）．

IV 判定基準

脛骨近位部に5 mm以上の移動を認めれば陽性とする．

V 適　応

前方引き出し陽性は前十字靱帯損傷，後方引き出し陽性は後十字靱帯損傷．

VI 注意点

1 大腿部の筋群は十分にリラックスさせておく．
2 前方引き出しテストでは，被検者の検査側足部を検者の殿部で固定するとよい．
3 後方の関節包，腸脛靱帯などの損傷も考えられる．
4 1 cm以上移動する場合は，内側側副靱帯損傷も考えられる．

背臥位

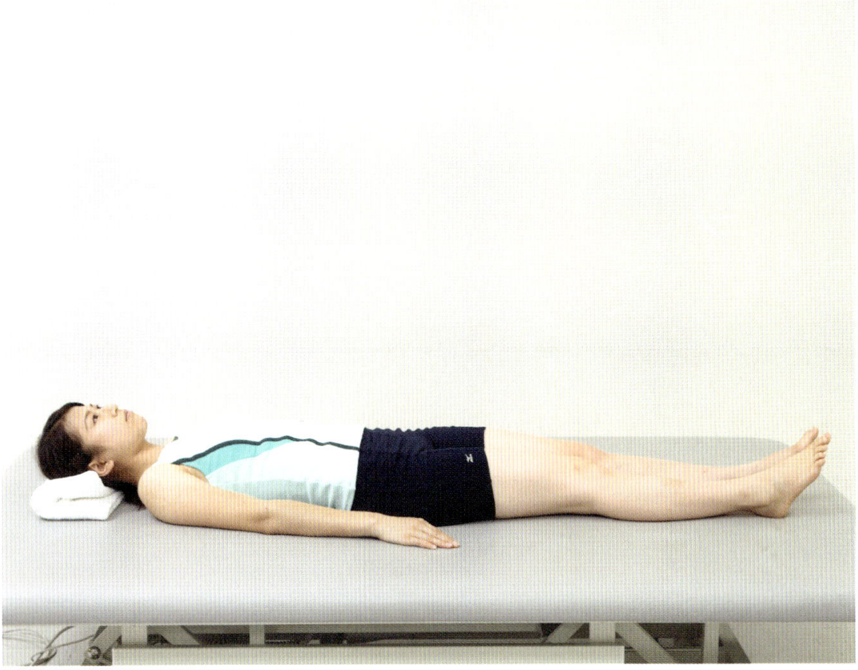

検査肢位

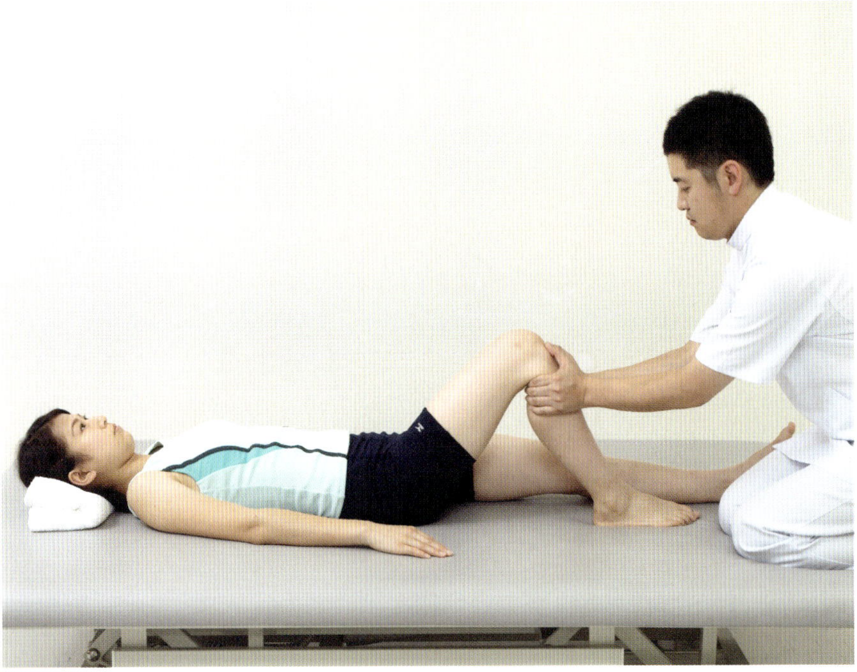

検査場面

ラックマンテスト

I 意　義

ラックマンテスト（Lachman test）は，背臥位で膝関節を軽度屈曲させ，大腿骨遠位部と脛骨近位部を把持し，脛骨を長軸の前方に力を加えることで前十字靱帯に伸張ストレスが加わり，脛骨近位部の過剰な前方移動が生じるかを調べる検査である．

II 検査肢位

背臥位．

III 検査方法

1 検者は被検者の膝関節を他動的に20～30°屈曲位させる．
2 検者の一方の手で被検者の大腿遠位部を把持固定し，他方の手で脛骨近位部を前方へ他動的に引き出す．

IV 判定基準

正常では感じられる停止の感覚（hard end point）が感じられず（soft end point），脛骨近位部の前方移動を認めれば陽性とする．

V 適　応

前十字靱帯（後斜靱帯）損傷．

VI 注意点

1 大腿部の筋群は十分にリラックスさせておく．
2 膝関節屈曲位にて生じる半月板の衝突や大腿屈筋群の収縮による影響を受けにくいため，他の靱帯損傷のテストと比較して最も信頼性の高いテストである．
3 後十字靱帯損傷を確認する腹臥位での逆ラックマンテストも存在する．

背臥位

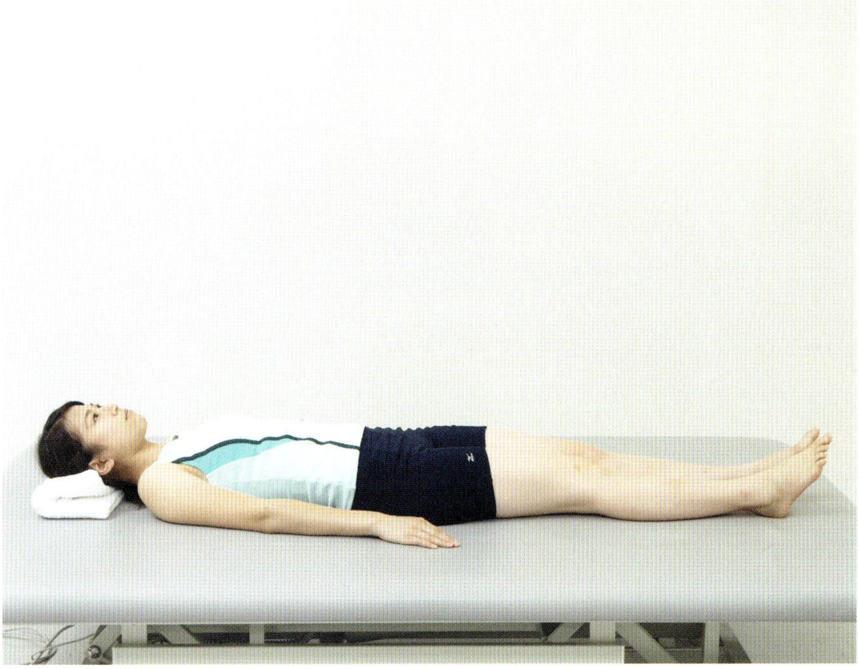

検査肢位

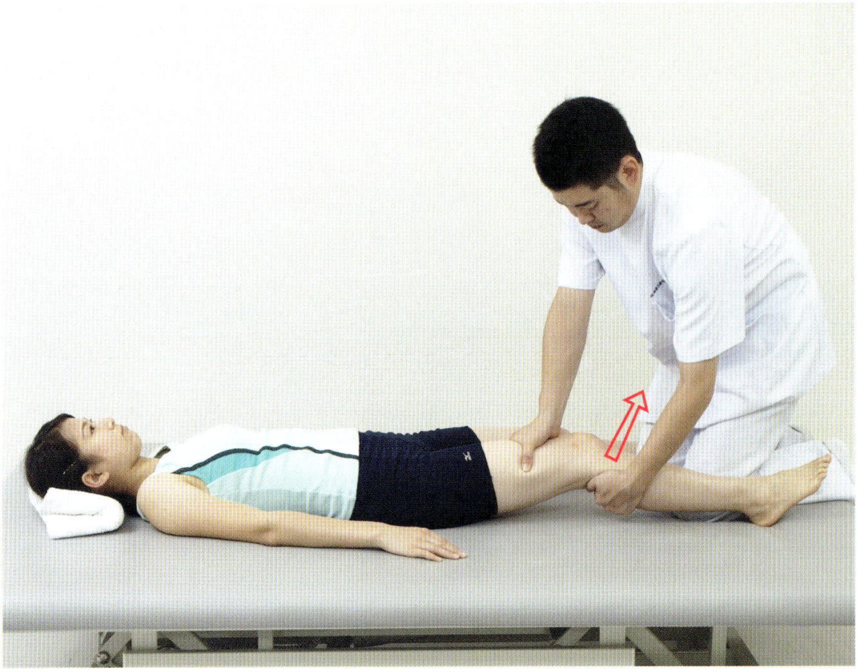

検査場面

N テスト

I 意　義

N テスト（Nakajima test；anterolateral rotatory instability test）は，背臥位で股関節および膝関節を屈曲させ，下腿を内旋，膝関節を外反させて膝関節を伸展方向へ強制させることで前十字靱帯に伸張ストレスが加わり，脛骨の前方かつ内旋方向への亜脱臼が生じるかを調べる検査である．

II 検査肢位

背臥位．

III 検査方法

1 検者は被検者の股関節および膝関節 90° 屈曲位にさせる．
2 検者は被検者の下腿を内旋させながら膝関節を外反させて伸展していく．

IV 判定基準

膝関節 30° 屈曲位程度の段階で，脛骨の前方かつ内旋方向への亜脱臼を認めれば陽性とする．

V 適　応

前十字靱帯損傷．

VI 注意点

1 大腿部の筋群は十分にリラックスさせておく．

背臥位

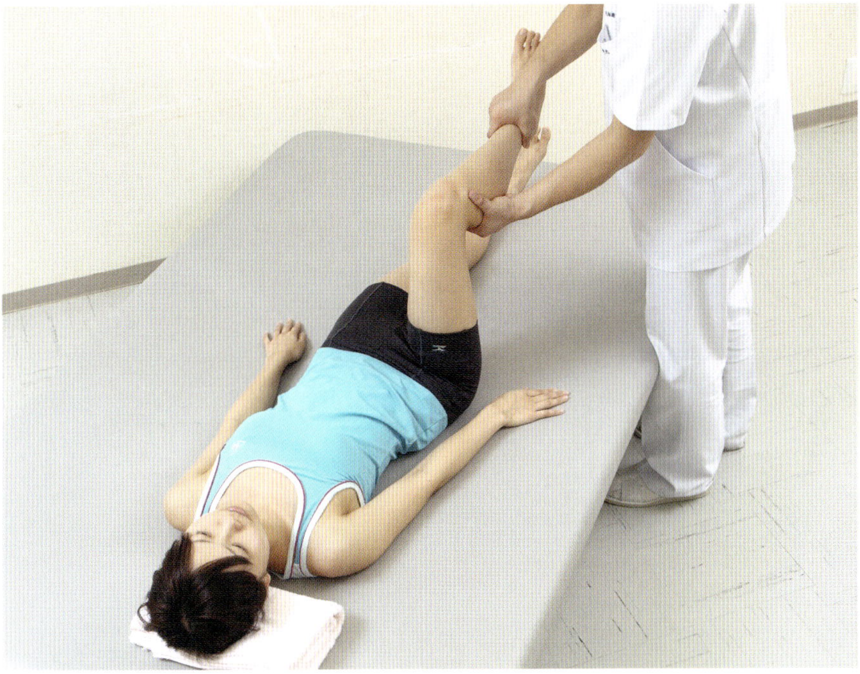

検査肢位

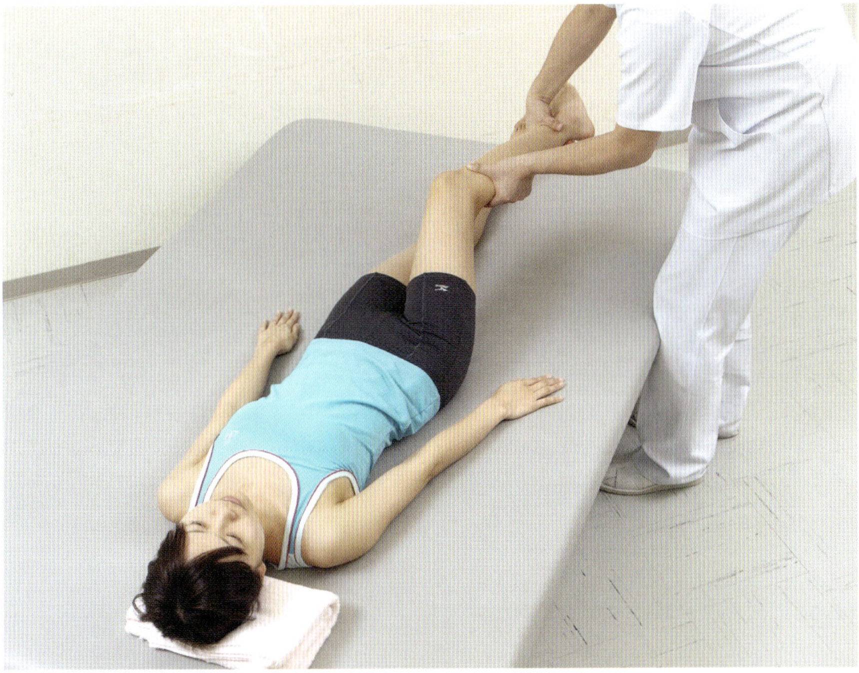

検査場面

膝内反ストレステスト

I 意 義

膝内反ストレステスト（varus stress test）は，膝関節を内反方向へ強制させることで外側側副靱帯に伸張ストレスが加わり，膝関節外側支持機構の緩みが生じるかを調べる検査である.

II 検査肢位

背臥位または側臥位.

III 検査方法

1 検者は一方の手で被検者の大腿骨内側を固定し，他方の手で膝関節伸展位させて下腿遠位部を外側から把持し，膝関節内反方向へ圧迫する.

2 さらに膝関節 20〜30° 屈曲位で同様の検査を行う.

IV 判定基準

膝関節外側支持機構の緩みを認めれば陽性とする.

V 適 応

外側側副靱帯損傷.

VI 注意点

1 大腿部の筋群は十分にリラックスさせておく.

2 膝関節屈曲位では外側側副靱帯損傷，膝関節伸展位では十字靱帯損傷の合併が考えられる.

3 外側関節包の損傷，腸脛靱帯の損傷も考えられる.

側臥位

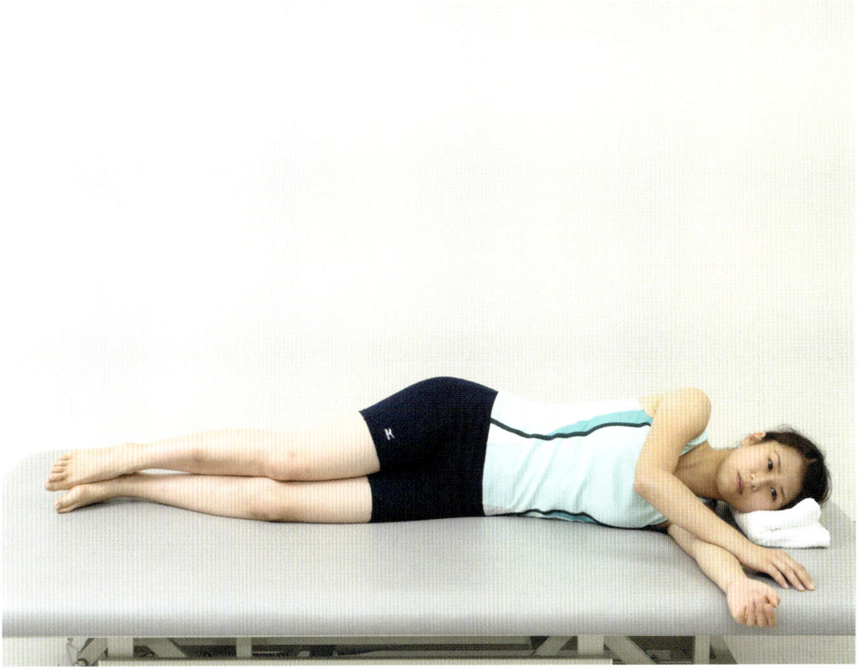

検査肢位

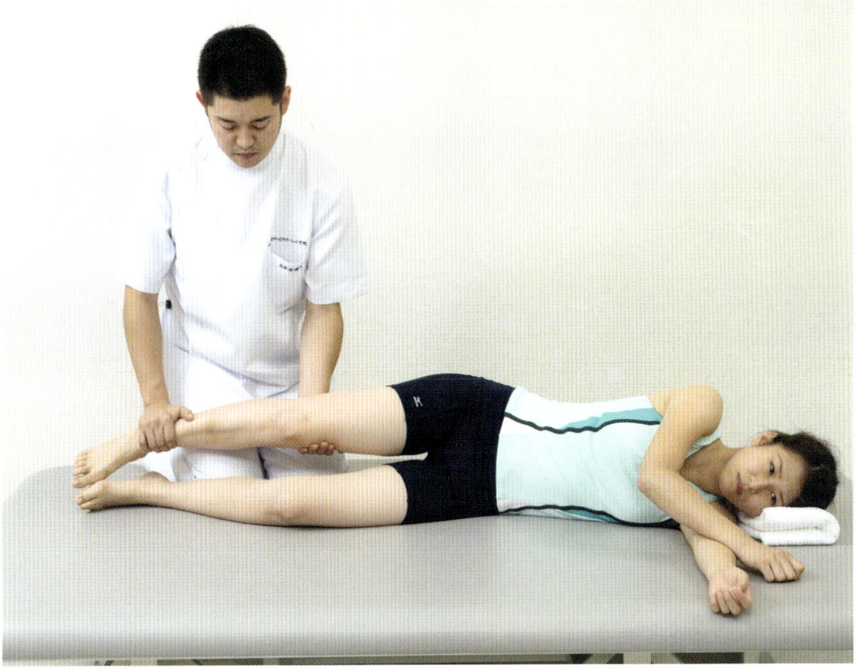

検査場面

膝外反ストレステスト

Ⅰ 意 義

膝外反ストレステスト（valgus stress test）は，膝関節を外反方向へ強制させることで内側側副靱帯に伸張ストレスが加わり，膝関節内側支持機構の緩みが生じるかを調べる検査である．

Ⅱ 検査肢位

背臥位または側臥位．

Ⅲ 検査方法

1 検者は一方の手で被検者の大腿骨外側を固定し，他方の手で膝関節伸展位させて下腿遠位部を内側から把持し，膝関節外反方向へ圧迫する．
2 さらに膝関節 20～30° 屈曲位で同様の検査を行う．

Ⅳ 判定基準

膝関節内側支持機構の緩みを認めれば陽性とする．

Ⅴ 適 応

内側側副靱帯損傷．

Ⅵ 注意点

1 大腿部の筋群は十分にリラックスさせておく．
2 膝関節屈曲位では内側側副靱帯損傷，膝関節伸展位では十字靱帯損傷の合併が考えられる．
3 内側関節包の損傷も考えられる．

側臥位

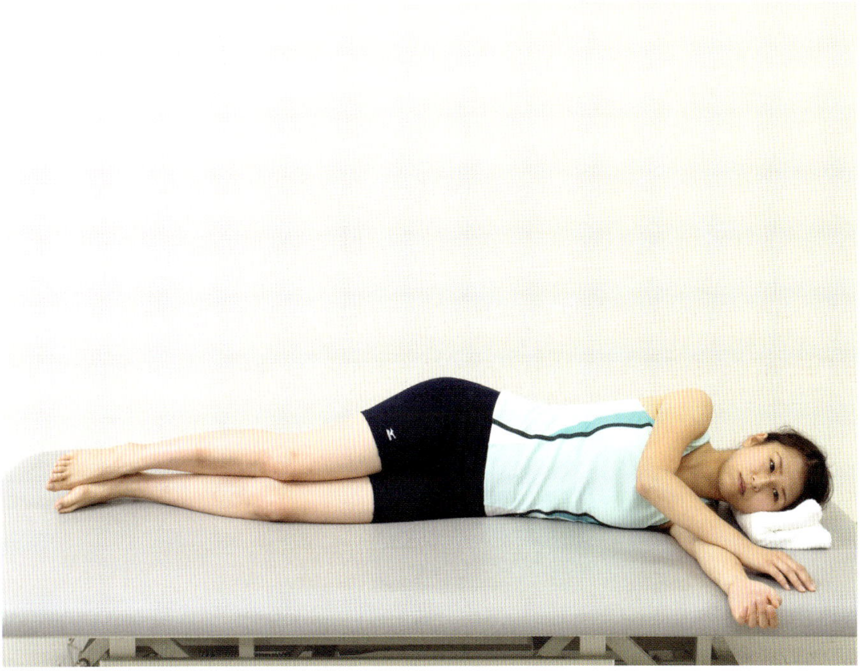

検査肢位

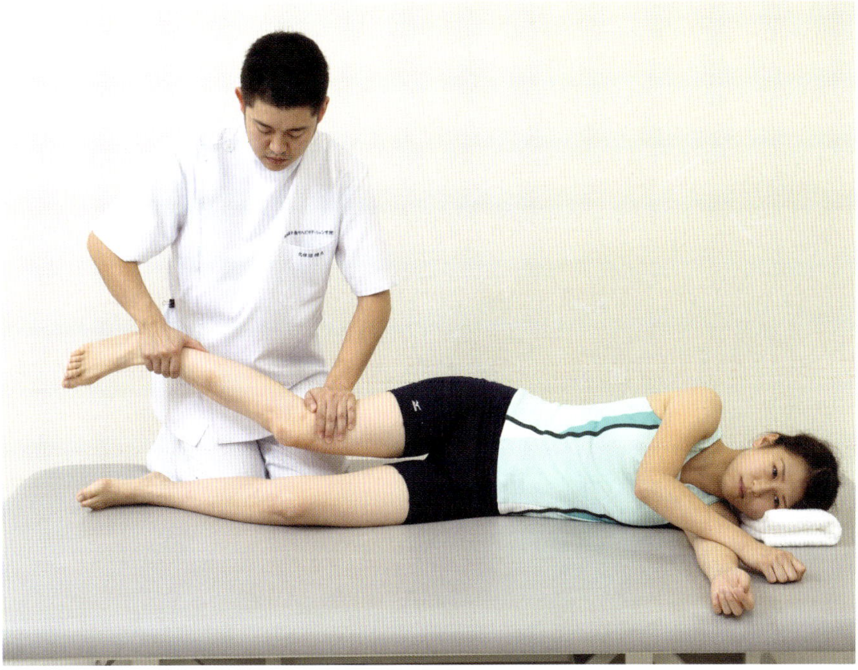

検査場面

膝蓋骨圧迫テスト

Ⅰ 意　義

膝蓋骨圧迫テスト（patella grinding test）は，膝蓋骨を圧迫しながら内側・外側方向へ膝蓋骨を動かすことで膝蓋骨へストレスが加わり，痛みや不安感が生じるかを調べる検査である．

Ⅱ 検査肢位

背臥位．

Ⅲ 検査方法

1 検者は被検者の膝蓋骨を圧迫しながら内側・外側へ動かす．

Ⅳ 判定基準

痛みや不安感を認めれば陽性とする．

Ⅴ 適　応

外側への不安定感：膝蓋骨外側脱臼など．深層部痛：膝蓋骨軟化症，膝蓋大腿関節炎，膝蓋骨離断性骨軟骨炎，軟骨骨折など．表層部痛：膝蓋前滑液包炎など．

Ⅵ 注意点

1 大腿部の筋群は十分にリラックスさせておく．

背臥位

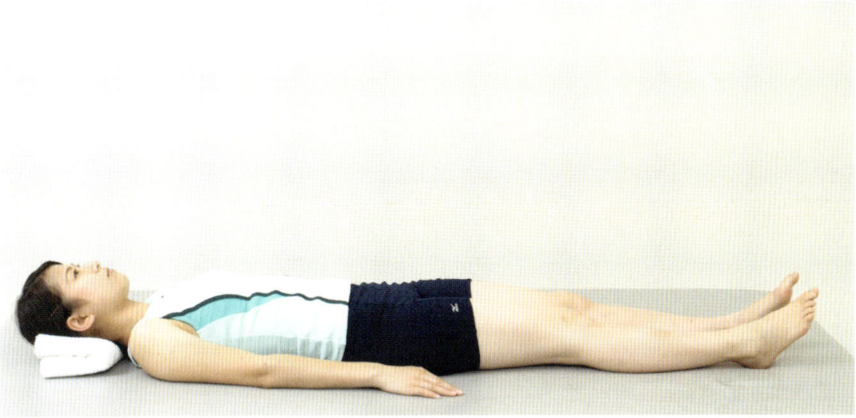

検査肢位

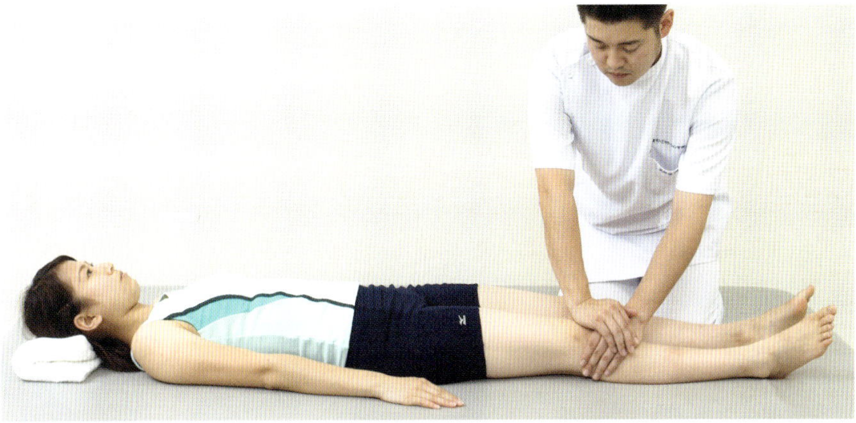

検査場面①（外側へ）

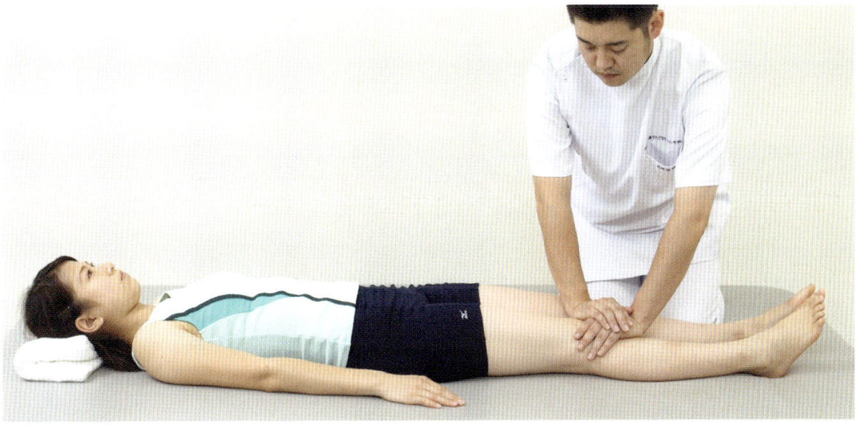

検査場面②（内側へ）

膝蓋骨モビリティテスト

I 意　義

膝蓋骨モビリティテスト（patella mobility test）は，膝蓋骨を上下左右に動かすことで膝蓋骨へストレスが加わり，痛みや不安感が生じるかを調べる検査である．

II 検査肢位

背臥位．

III 検査方法

1 検者は被検者の膝蓋骨を把持し，上下左右へと他動的に動かす．

IV 判定基準

1 膝の痛みや不安感の増加を認めれば陽性とする．

V 適　応

1 膝蓋骨脱臼．

VI 注意点

1 大腿部の筋は十分にリラックスさせておく．
2 左右の可動性を比較する．

背臥位

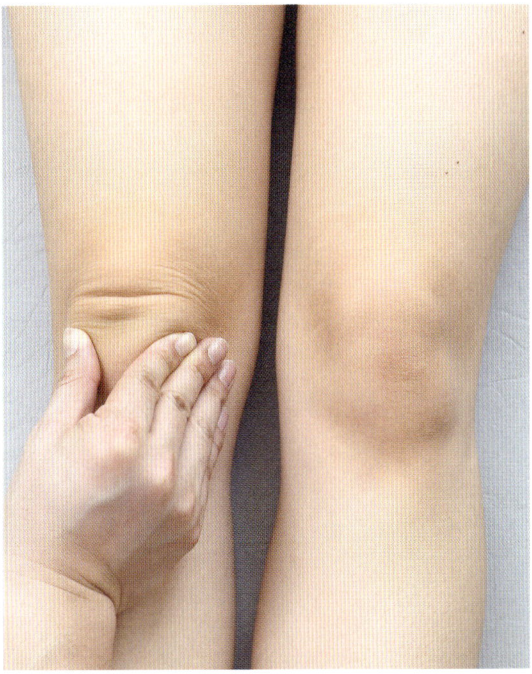

検査場面①（上方へ）

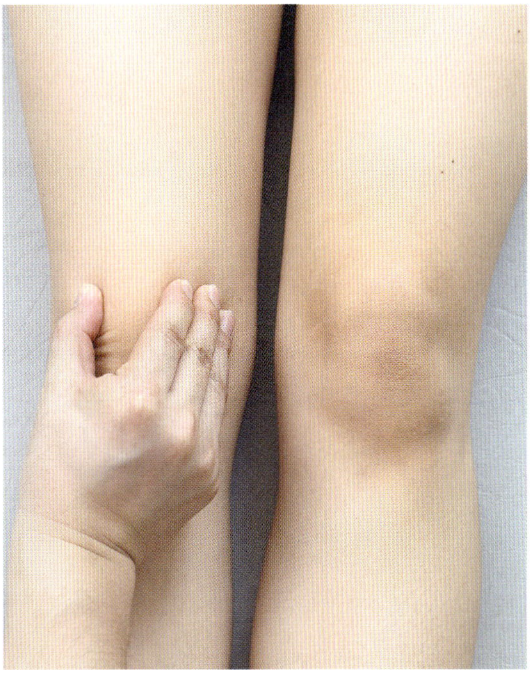

検査場面②（下方へ）

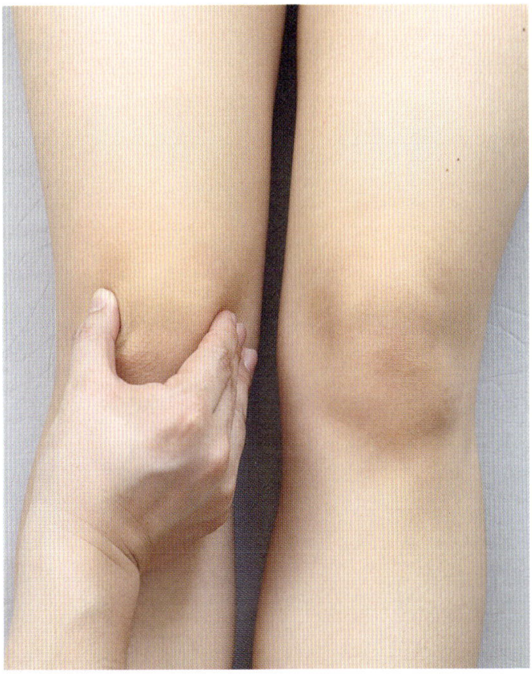

検査場面③（内側へ）

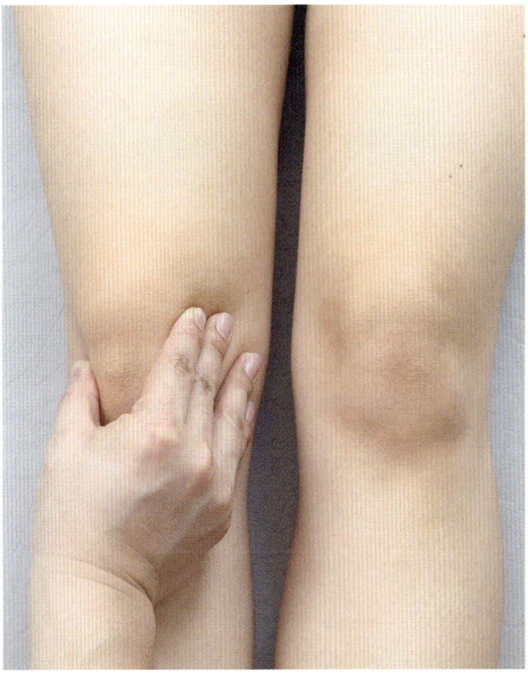

検査場面④（外側へ）

足関節引き出しテスト（前方引き出しテスト，後方引き出しテスト）

Ⅰ 意　義

足関節引き出しテスト〔前方引き出しテスト，後方引き出しテスト；drawer test（anterior drawer test，posterior drawer test）〕は，脛骨遠位部と足部を把持し，足部を脛骨長軸の前方へ，脛骨近位部を脛骨長軸の後方へ力を加えることで前距腓靱帯，後距腓靱帯に伸張ストレスが加わり，足部の前後方向への動揺性拡大が生じるかを調べる検査である．

Ⅱ 検査肢位

背臥位．

Ⅲ 検査方法

1 検者は，一方の手で被検者の脛骨前方を把持固定し，他方の手で踵骨を把持して前方へ引き上げる（前方引き出しテスト）．
2 検者は，一方の手で被検者の前足部を把持固定し，他方の手で脛骨を引き上げる（後方引き出しテスト）．

Ⅳ 判定基準

足部の動揺性拡大を認めれば陽性とする．

Ⅴ 適　応

前距腓靱帯の損傷（前方引き出しテスト），後距腓靱帯の損傷（後方引き出しテスト）．

Ⅵ 注意点

1 足部の筋群は十分にリラックスさせておく．
2 左右差を確認する．
3 陽性率は受傷直後よりも受傷数日経過後のほうが高いとの報告がある．

背臥位

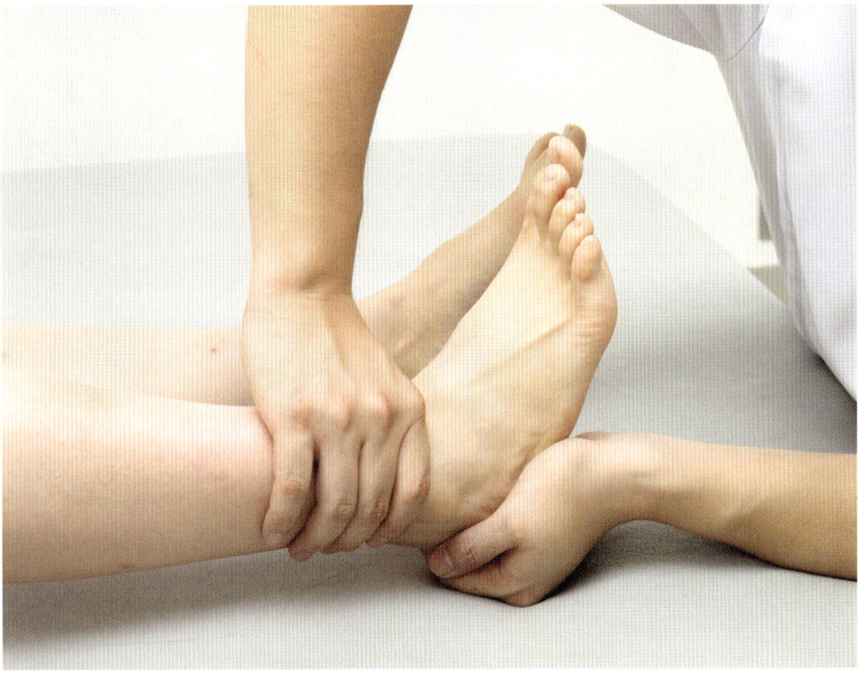

検査場面①（前方引き出しテスト）

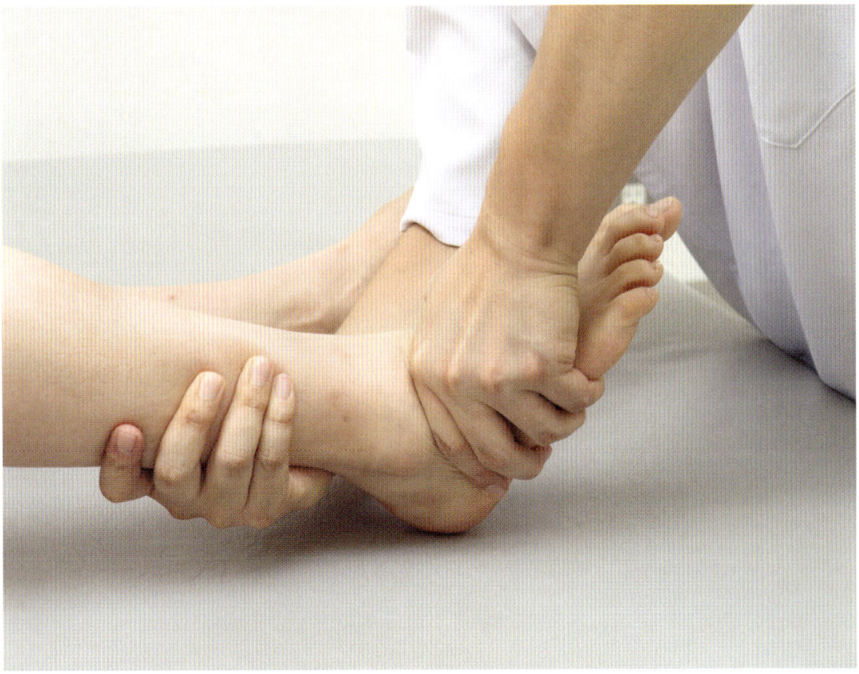

検査場面②（後方引き出しテスト）

足関節外側安定性テスト

Ⅰ 意 義

足関節外側安定性テスト（lateral stability test）は，脛骨遠位部と足部を把持し，足部を内がえしさせることで前距腓靱帯，踵腓靱帯に伸張ストレスが加わり，緩みが生じるかを調べる検査である．

Ⅱ 検査肢位

背臥位．

Ⅲ 検査方法

1 検者は，一方の手で被検者の下腿遠位部を把持固定し，他方の手で前足部を把持して足関節を他動的に内がえしさせる．

Ⅳ 判定基準

緩みに左右差を認めれば陽性とする．

Ⅴ 適 応

前距腓靱帯損傷，踵腓靱帯損傷．

Ⅵ 注意点

1 足部の筋群は十分にリラックスさせておく．
2 必ず両側で行い，健側と比較することが重要である．

背臥位

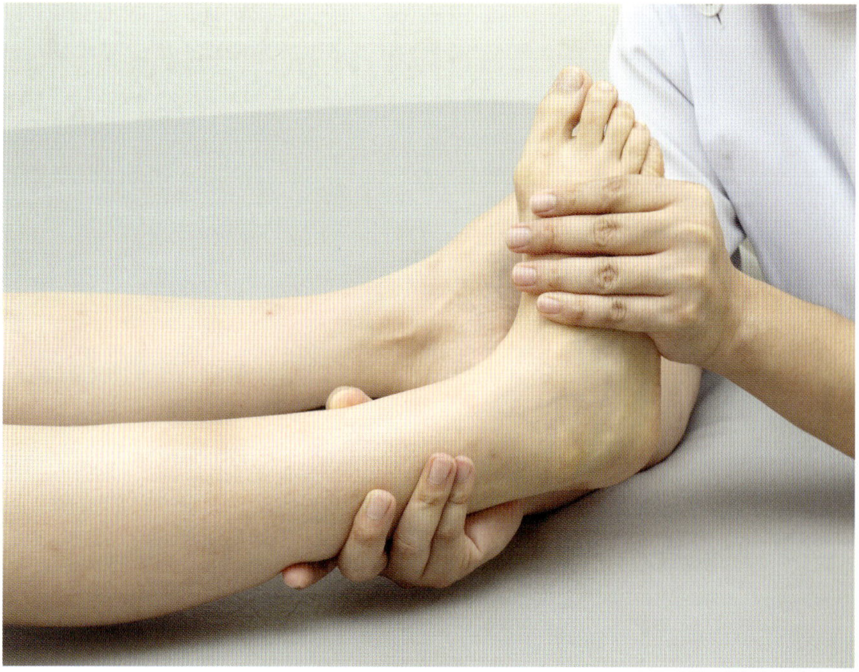

検査場面

足関節内側安定性テスト

Ⅰ 意　義

足関節内側安定性テスト（medial stability test）は，脛骨遠位部と足部を把持し，足部を外がえしさせることで三角靱帯に伸張ストレスが加わり，緩みが生じるかを調べる検査である．

Ⅱ 検査肢位

背臥位．

Ⅲ 検査方法

1 検者は，一方の手で被検者の下腿遠位部を把持固定し，他方の手で前足部を把持して足関節を他動的に外がえしさせる．

Ⅳ 判定基準

緩みに左右差を認めれば陽性とする．

Ⅴ 適　応

三角靱帯損傷．

Ⅵ 注意点

1 足部の筋群は十分にリラックスさせておく．
2 必ず両側で行い，健側と比較することが重要である．

背臥位

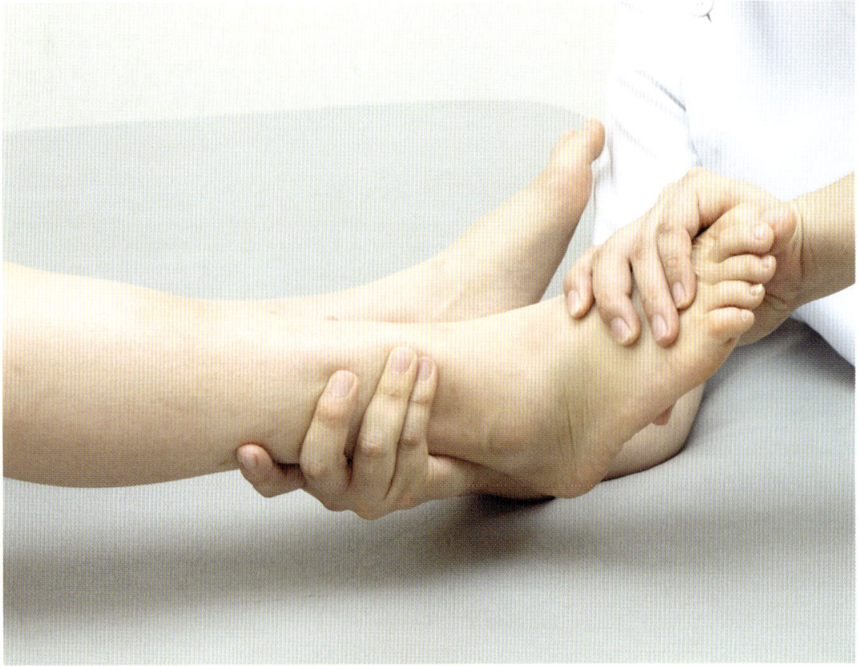

検査場面

トンプソンテスト

Ⅰ　意　義

トンプソンテスト（Thompson test）は，腓腹筋の筋腹を把持・圧迫することで腓腹筋の停止部が近位部に移動し，足関節の他動的な底屈運動が出現するかを調べる検査である．

Ⅱ　検査肢位

腹臥位．

Ⅲ　検査方法

1 検者は被検者の膝関節を90°屈曲位させて下腿を保持する．
2 検者は両手で被検者の腓腹筋の筋腹を圧迫する．

Ⅳ　判定基準

足関節底屈運動の消失を認めれば陽性とする．

Ⅴ　適　応

アキレス腱断裂．

Ⅵ　注意点

内側・外側から筋腹をつまむように把持する．

腹臥位

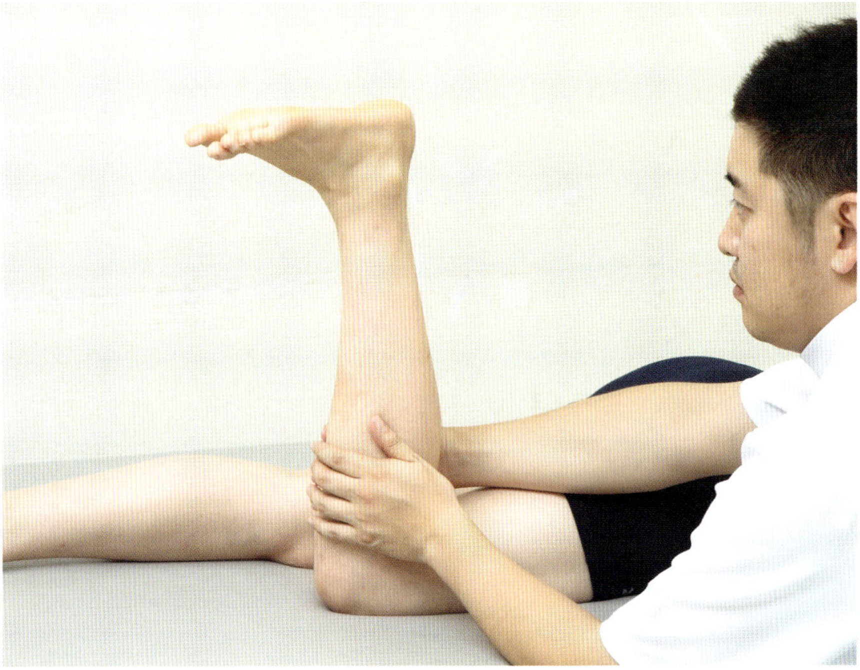

検査肢位

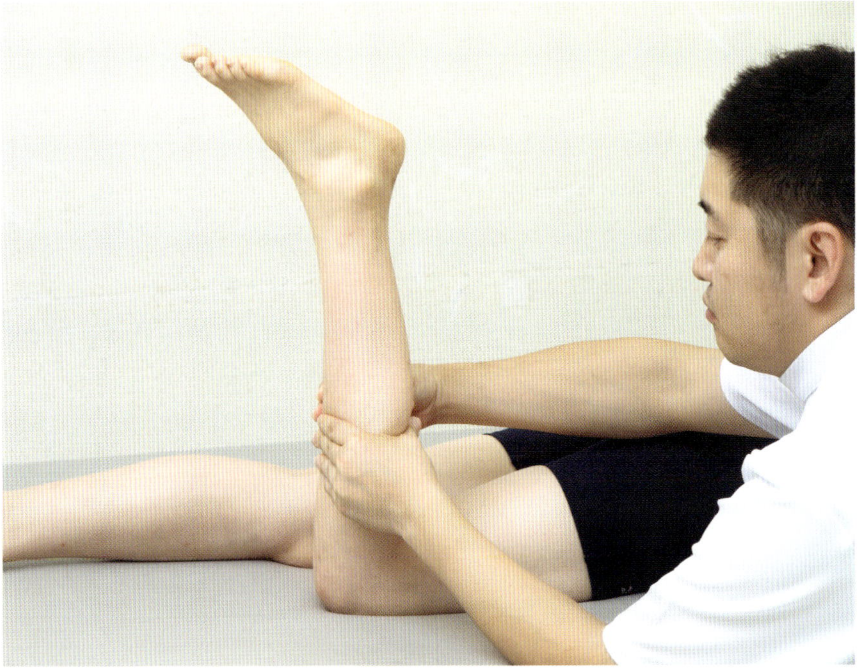

検査場面

1 ティネル徴候

Ⅰ 意　義

ティネル徴候（Tinel sign）は，神経に沿って叩打することで損傷された神経部位が刺激され，放散痛や感覚の変化が出現するかを調べる検査である．

Ⅱ 検査肢位

できるだけ神経を緩めた肢位．

Ⅲ 検査方法

1 検者は，検査すべき神経に沿って末梢から中枢に向かって軽く叩打する．

Ⅳ 判定基準

知覚神経支配領域での放散痛や感覚の変化を認めれば陽性とする．

Ⅴ 適　応

ワーラー変性を伴う末梢神経損傷．

Ⅵ 注意点

1 叩打が強すぎる場合や広い部分を叩打している場合は，検査の精度が低下する可能性がある．

2 叩打により神経が刺激されて放散痛が生じる．

3 陽性の場合，末梢神経障害や神経の絞扼を疑う．

できるだけ神経を緩めた肢位（座位）

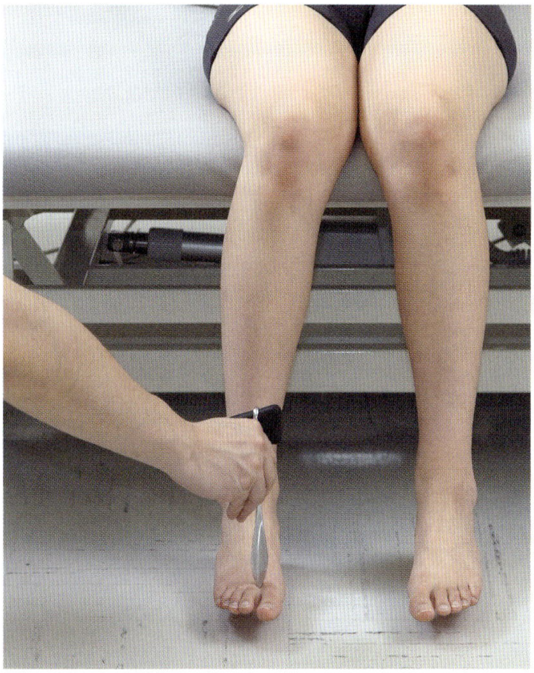

検査肢位

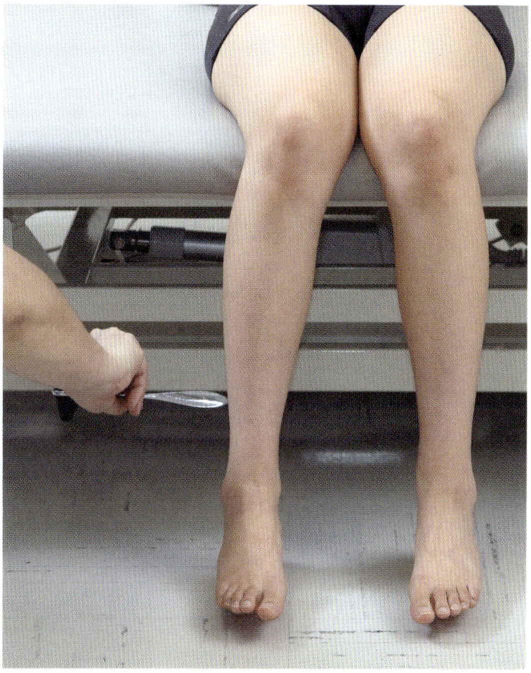

検査場面①

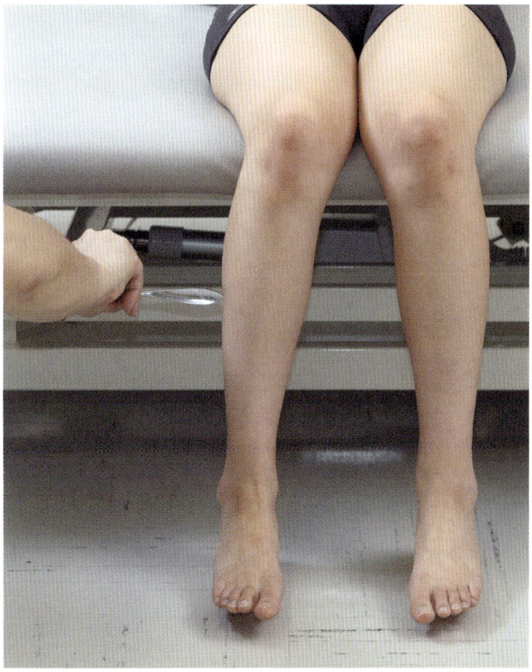

検査場面②

バージャーテスト

I 意 義

バージャーテスト（Buerger test）は，下肢挙上位で足関節の自動運動を行わせ，足部の色調変化（蒼白），腓腹筋部の疼痛の有無を確認し，次いで下肢を下垂させ，足部の赤色への色調変化を確認することで，下肢の循環の変化が出現するかを調べる検査である．

II 検査肢位

背臥位．

III 検査方法

1 検者は被検者の一側下肢を挙上保持する．
2 被験者に足関節の底屈・背屈運動を少なくとも 2 分間繰り返させる．
3 運動終了後，被検者に座位をとらせる．

IV 判定基準

座位保持後，1 分以内にチアノーゼの回復を認めない場合を陽性とする．

V 適 応

下肢の循環障害．

VI 注意点

1 下肢（特に遠位部）のしびれの増強などを訴えた場合には，2 分以内でも検査を中止する．

背臥位

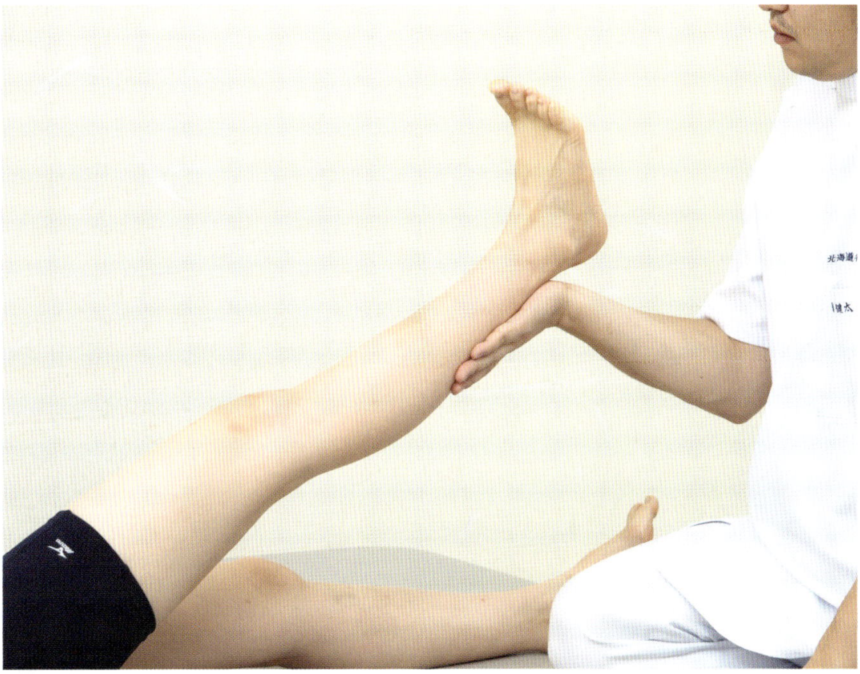

検査場面①（底屈・背屈運動）

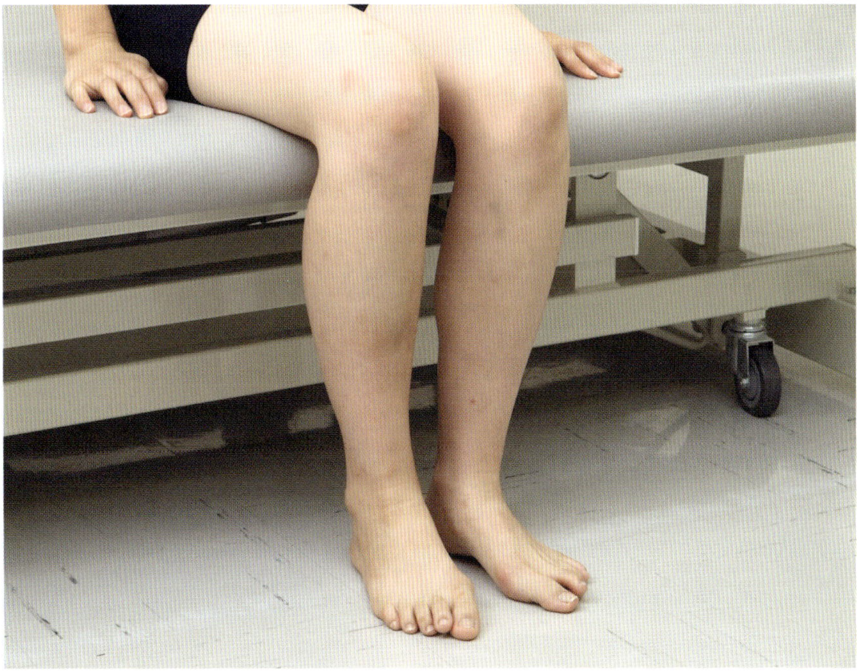

検査場面②（判定時の座位）

3 アレンテスト

I 意　義

アレンテスト（Allen test）は，上肢挙上位で手指関節を屈曲させた状態から，検者の手で橈骨動脈と尺骨動脈を圧迫することで閉塞させておき，その後，手指関節を伸展させて一方の血管の圧迫を解除すると指への血行の再開が出現するかを調べる検査である.

II 検査肢位

座位.

III 検査方法

1 検者は被検者の肩関節を90°外転・外旋位，肘関節を90°屈曲位で挙上保持する.

2 検者は被検者の手指を伸展させ，次に手指を屈曲させて手掌を強く握らせ，その後，被検者の橈骨動脈と尺骨動脈を圧迫する.

3 再度，被検者の手指を伸展させ，検査する側の血管への圧迫を緩め，指への血行が再開されるかを確認する.

IV 判定基準

指への血行が再開されず，蒼白のままであれば陽性とする.

V 適　応

血管への圧迫を緩めた側の血流障害.

VI 注意点

1 上肢（特に遠位部）のしびれの増強などを訴えた場合には検査を中止する.

座　位

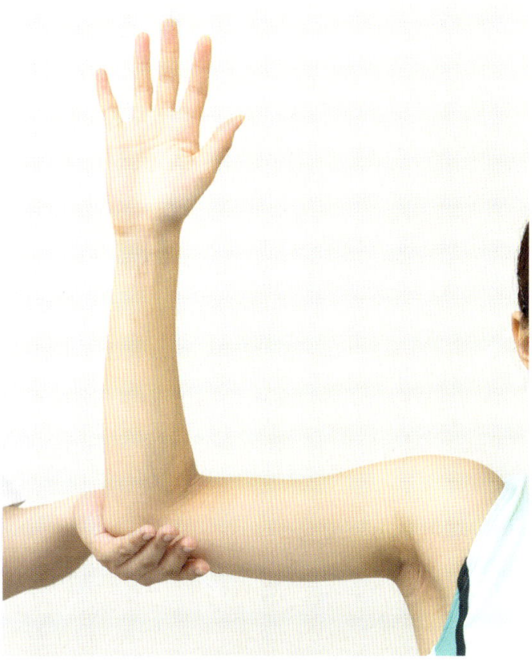

検査肢位

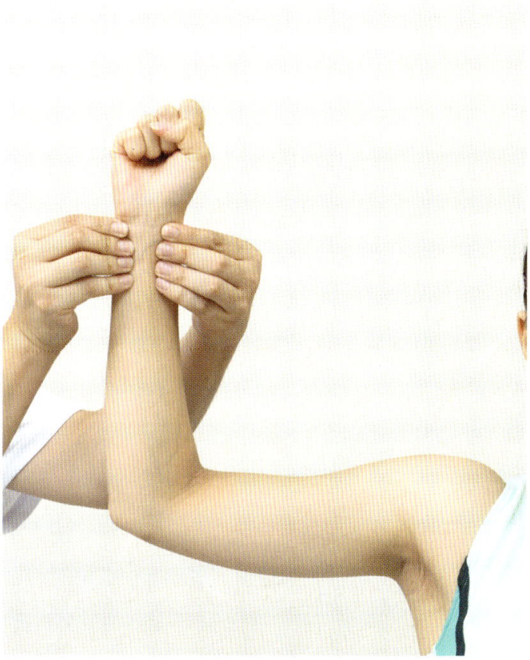

検査場面①

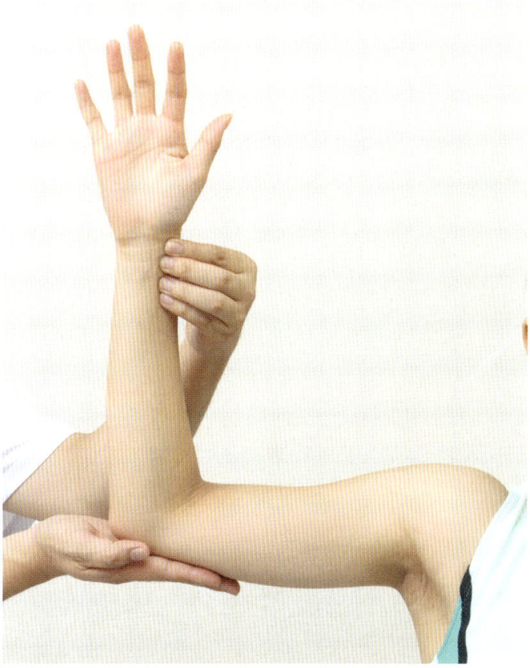

検査場面②（尺骨動脈の開放）

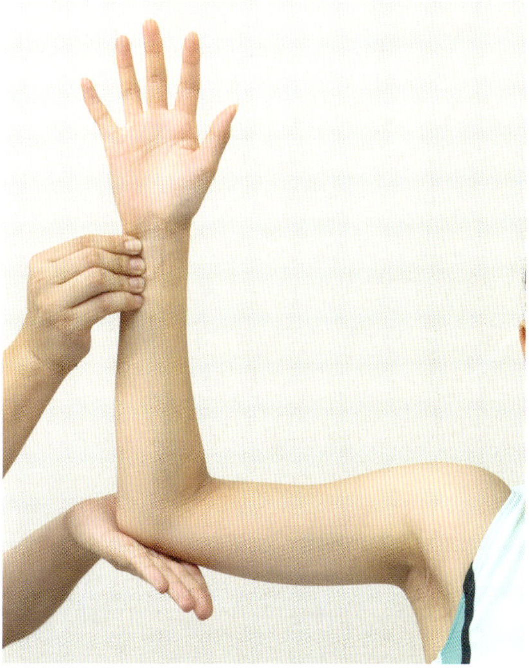

検査場面③（橈骨動脈の開放）

バーンズテスト

Ⅰ 意　義

バーンズテスト（Burn's test）は，腰痛症者における詐病の可能性を調べる検査である．

Ⅱ 検査肢位

膝立ち位．

Ⅲ 検査方法

1 被検者にベッド端で膝立ち肢位をとらせ，床に指先をつかせるように指示をする．

Ⅳ 判定基準

関節可動域や筋力，バランスに問題がないにもかかわらず，動作が遂行できない場合や坐骨神経痛の訴えがあった場合は詐病を疑い，陽性と判定する．

Ⅴ 適　応

坐骨神経痛．

Ⅵ 注意点

1 腰痛症における精神医学的問題に対する評価手法として，brief scale for psychiatric problems in orthopaedic patients（BS-POP）を使用することがある．

膝立ち位

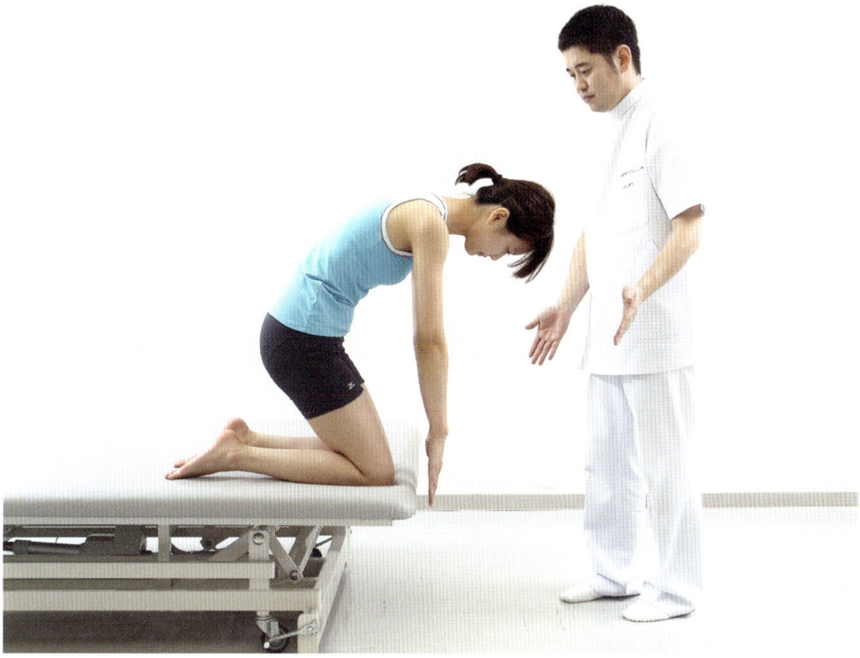

検査肢位

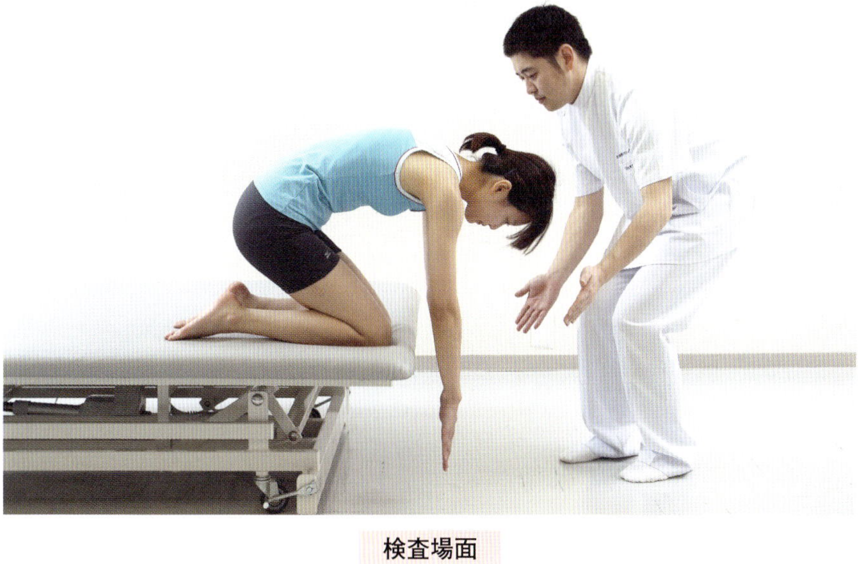

検査場面

5 フリップテスト

Ⅰ 意　義

フリップテスト（Flip test）は，腰痛症者における詐病の可能性を調べる検査である．

Ⅱ 検査肢位

座位．

Ⅲ 検査方法

1 被検者に座位をとらせ，検者は一方の手で膝を把持固定し，他方の手で足部を把持して膝関節を伸展する．

Ⅳ 判定基準

体幹を過度に後方へそり，疼痛を訴えれば詐病を疑い，陽性と判定する．

Ⅴ 適　応

坐骨神経痛．

Ⅵ 注意点

1 臨床意義については疑問視する報告もある．
2 腰痛症における精神医学的問題に対する評価法として，brief scale for psychiatric problems in orthopaedic patients（BS-POP）を使用することがある．

座　位

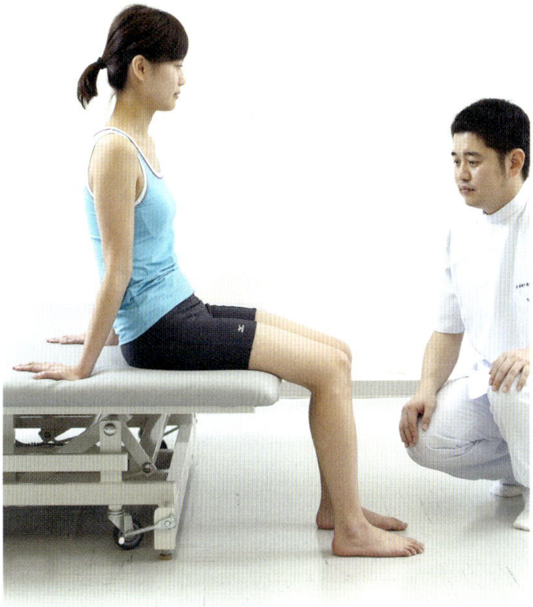

検査肢位

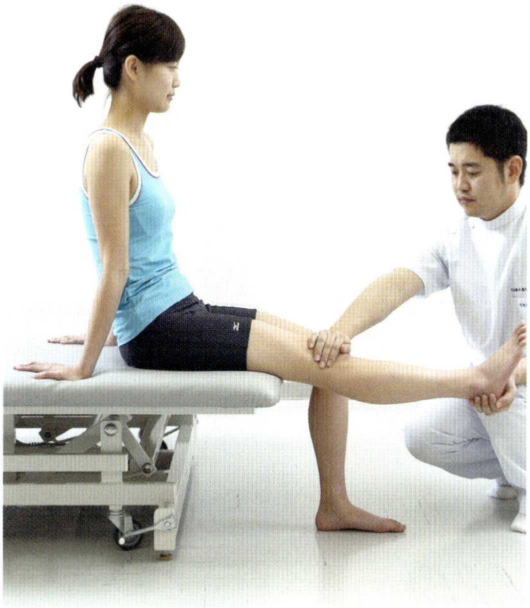

検査場面①（陰性）

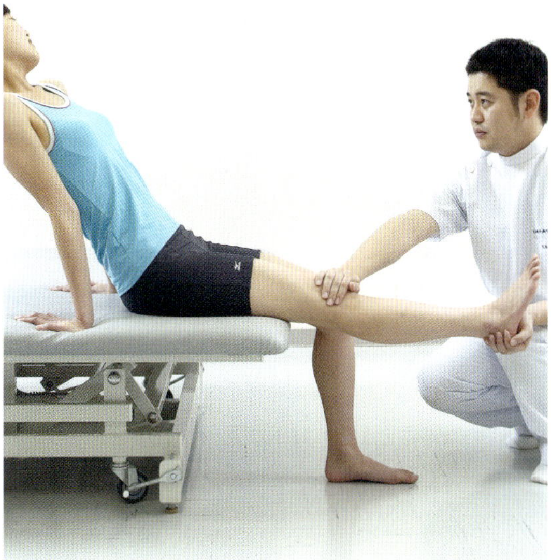

検査場面②（陽性）

PT・OTのための測定評価 DVD Series 6

整形外科的検査

発　　行　2014年10月10日　第1版第1刷
　　　　　2020年 3 月10日　第1版第2刷©
監 修 者　伊藤俊一（いとうしかず）
編 集 者　隈元庸夫（くまもとつねお）・久保田健太（くぼたけんた）
発 行 者　青山　智
発 行 所　株式会社 三輪書店
　　　　　〒113-0033 東京都文京区本郷 6-17-9　本郷綱ビル
　　　　　☎03-3816-7796　FAX 03-3816-7756
　　　　　http://www.miwapubl.com
印 刷 所　三報社印刷 株式会社
DVD 制作　有限会社 写楽

ISBN 978-4-89590-491-9　C3047